HEYNE
BÜCHER

Stefan Wieder und Juergen Pohl

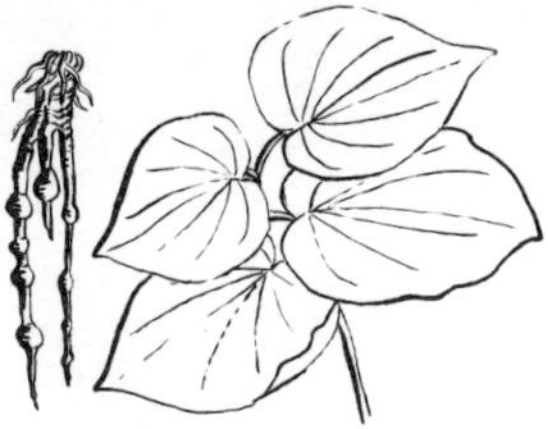

Kava Kava

Die Heilkraft des pazifischen Wunderpfeffers

Originalausgabe

WILHELM HEYNE VERLAG
MÜNCHEN

HEYNE RATGEBER
08/5268

Umwelthinweis:
Dieses Buch wurde auf chlor- und säurefreiem Papier gedruckt.

http://www.heyne.de
Printed in Germany 1998
Konzeption und Realisation: Christine Proske/
Ariadne Buchproduktion, München
Redaktion: Diana Schaumlöffel
Umschlaggestaltung: Atelier Bachmann & Seidel, Reischach
Umschlagabbildung: Pflanzenarchiv Lavendelfoto, Hamburg
Innenabbildungen:
Seite 1: Gerhard Höfer/Lavendelfoto, Hamburg,
Seite 2: Spohn/Lavendelfoto, Hamburg
Seite 3: Gerold Jung/G+J Fotoservice, Hamburg
Seite 4: Wolfgang Krause/G+J Fotoservice, Hamburg
Satz: Schaber Satz- und Datentechnik, Wels
Druck und Bindung: Ebner Ulm

ISBN 3-453-15442-8

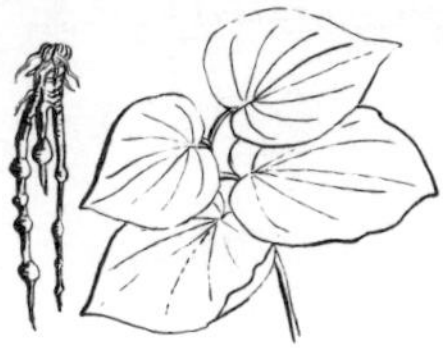

Inhalt

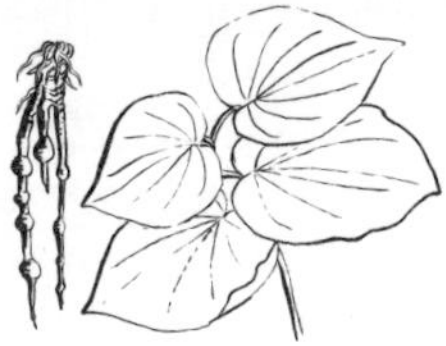

Einführung

Kava Kava ist kurz davor, zur Pflanze der 90er Jahre, ja zur Pflanze der Jahrtausendwende zu werden. Die Extrakte von Kava Kava scheinen eines der größten Gesundheitsprobleme der heutigen Zeit beheben zu können: Angstzustände und depressive Befindlichkeitsstörungen. Auch wird Kava Kava eine Verbesserung der allgemeinen Leistungsfähigkeit nachgesagt, und sogar zur Steigerung der sexuellen Lust soll sie beitragen. Kava Kava ist eine echte Alternative zu den konventionellen Psychopharmaka.

Ein gesteigertes Gesundheitsbewußtsein der Menschen in der hochentwickelten, technologisierten Welt und die Rückbesinnung auf die Wirksamkeit von Naturprodukten haben das Interesse an den Eigenschaften der bisher kaum bekannten Pflanze geweckt. Kava Kava unterdrückt das eigene Körperbewußtsein nicht, sondern kann positive seelische Reize sogar noch verstärken.

Herkömmliche, auf die Psyche einwirkende Medikamente dagegen, zum Beispiel die sehr oft verschriebenen Benzodiazepine, auch »Mom's little helpers« genannt, unterdrücken manche sinnlichen Wahrnehmungen, mindern sehr stark die Reaktionsfähigkeit, dämpfen die gesamte Persönlichkeit. Viele Eigenschaften und liebgewonnene Schwächen eines Menschen können durch diese Beruhigungsmittel verlorengehen. Der Betroffene wird antriebsarm, vernachlässigt Freunde und Familie und vereinsamt. So kann ein nicht mehr zu durchbrechender Teufelskreis entstehen.

Ganz anders zeigen sich dagegen die Wirkungen der Kava-Pflanze. Ihre Inhaltsstoffe verfügen über eine einmalige Eigenschaft,

die sonst kein anderes Medikament dieser Anwendungsgruppe hat: Kava Kava läßt die Fähigkeit des Menschen, sich selbst und sein Umfeld einschätzen zu können, völlig unverändert. Die Wahrnehmung der Umwelt und die sozialen Kontakte werden von Kava Kava nicht beeinflußt. Dies ist ein sehr großer Vorteil bei der Behandlung von Angststörungen und depressiven Verstimmungen. Selbsteinschätzung, Reaktionsfähigkeit und Konzentrationsfähigkeit unter Einnahme von Kava Kava sind eingehend in einer TÜV-Studie untersucht worden. Dabei hat sich deutlich gezeigt, daß beispielsweise die Fahrtüchtigkeit nicht beeinträchtigt wird. Unterstützend bei der Angsttherapie kommt noch hinzu, daß Kava Kava einen leicht euphorisierenden, aber auch ein wenig dämpfenden Effekt hat.
Daß eine Pflanze auf den ersten Blick völlig verschieden wirken kann, mag etwas ungewöhnlich erscheinen. Die Wirkung von Kava Kava hängt von der jeweiligen Grundstimmung des Betroffenen ab. So kann Kava Kava zur Beruhigung nach einem hektischen Arbeitstag genutzt werden, andererseits aber auch zur Antriebssteigerung bei einer leichten depressiven Verstimmung. Betrachtet man die lange Liste der klassischen Anwendungen dieses Pflanzenwirkstoffs, so wundert es nicht, daß Kava Kava in den letzten zweitausend Jahren die Allround-Medizin der Melanesier und Polynesier war und noch ist. Das ursprüngliche Herkunftsgebiet der Kava-Pflanze liegt, wie wir heute wissen, im südpazifischen Raum, wo genau, ist bis heute nicht bekannt. Vermutlich stammt sie jedoch von Neuguinea oder den Neuen Hebriden.
In unserem Kulturkreis ist die Pflanze erstmals gegen Ende des 18. Jahrhunderts, nach der zweiten Weltreise von James Cook, erwähnt worden. Bei seiner zweiten Forschungsreise 1772–1775 erkundete James Cook die Polynesischen Inseln. Einer seiner Begleiter war der deutsche Historiker und Botaniker Johann Georg Forster. Er beschrieb als erster die Pflanze, die in vielen Ritualen der dortigen Völker eine so große Rolle zu spielen schien. Forster nannte die Pflanze *Piper methysticum G. Forster.*
Der Name *Piper* kennzeichnet die Zugehörigkeit zu den Pfeffergewächsen, *methysticum* bedeutet übersetzt »berauschend«.

Forster hatte die Zeremonien der Eingeborenen studiert und die Pflanze als Rauschmittel beschrieben. Allerdings ist diese Wirkung bislang nicht nachgewiesen worden. Die Bezeichnung »Rauschpfeffer« ist eher eine historische Formulierung. Anscheinend hat Forster die Wirkung der Pflanze bei den dortigen Einheimischen falsch eingeschätzt oder mißverstanden. Auch die den Entdeckungsreisenden bald nachfolgenden Missionare »verteufelten« die Pflanze und nannten sie unter anderem »Taumelpfeffer«. Diese Bezeichnung rührt vermutlich daher, daß Kava Kava in hohen Dosen eingenommen, muskelentspannend wirkt. Es kommt zu einer Herabsetzung der Erregungsfähigkeit der Skelettmuskulatur. Der Kava-Trinker verspürt eine beginnende Kraftlosigkeit in den Armen, Händen und Füßen und beginnt zu »taumeln«. Andere Reisende, die an Kava-Ritualen teilgenommen haben, berichten, daß das Taumeln durch das stundenlange Sitzen auf dem Erdboden entstehen würde.
Wahrscheinlich sind die Berichte über Rauschzustände und Taumelphänomene auch ein Grund dafür, daß Kava Kava in die Welt der modernen Medizin und Pharmazie bisher noch nicht Einzug gehalten hat. Seit ungefähr 130 Jahren wird *Piper methysticum* nun systematisch wissenschaftlich analysiert und untersucht. Kava Kava ist mittlerweile eine der am besten erforschten und getesteten Pflanzen in der gesamten Pflanzenheilkunde. (Im Gegensatz dazu ist der bei uns wesentlich bekanntere Baldrian interessanterweise eines der am wenigsten untersuchten Gewächse.) Kava Kava könnte zu einer neuen »Lifestyle-Droge« werden. Anwendungsbreite, pflanzliche Herkunft und die Tatsache, daß es so gut wie keine Nebenwirkungen gibt, entsprechen unserem heutigen Zeitgeist in einem sehr hohen Maße.
Die moderne Pharmaindustrie hat es in der letzten Zeit geschafft, den allgemein als schrecklich beschriebenen Geschmack der Kava-Wurzel zu unterdrücken sowie die Wirkstoffe zu analysieren und zu standardisieren. Damit erfüllen auf Kava Kava basierende Medikamente alle Anforderungen des deutschen Arzneimittelgesetzes. Präparate aus Extrakten der Kava-Pflanze sind somit kein Sammelsurium aus Hunderten von Einzelsubstanzen mehr, sondern ein

beliebig oft in genau gleicher Zusammensetzung herstellbarer »Cocktail« aus einer gut überschaubaren Anzahl bestimmter Wirkstoffe geworden. Die Behandlung von Depressionen, Angstzuständen und Unruhe mit Kava Kava wird heute selbst bei kritischster Betrachtungsweise als sinnvoll erachtet – keine Selbstverständlichkeit bei einem Medikament, das ein so riesiges Wirkungsspektrum aufweist. Vor allem Arzneimittel auf rein pflanzlicher Basis haben es schwer, Akzeptanz in der Schulmedizin zu finden. Kava-Extrakte sind einige der wenigen Phytopharmaka, deren Wirkung wissenschaftlich nachgewiesen ist. Auch die Tatsache, daß Kava Kava als beinahe nebenwirkungsfrei angesehen werden kann, ist durch Langzeitstudien und Tierversuche eindeutig belegt. Kava Kava ist vermutlich gerade jetzt auf dem besten Wege, einen noch nicht abschätzbaren Boom der Naturheilkunde und der Medizin der verschiedenen Naturvölker auszulösen.

Vielleicht hängt die derzeitige geringe Verbreitung der Pflanze und ihrer Produkte auch mit dem widerwärtigen Geschmack der Kava-Wurzel zusammen. Dieser ist für uns Mitteleuropäer wirklich sehr ungewohnt. Die Beschreibungen reichen von »sehr erdig« über »bitter« bis hin zu einem vom Herzen kommenden »Pfui Teufel«. Über Geschmack läßt sich ja bekanntlicherweise streiten, aber bei der Beurteilung des Aromas von Kava Kava sind die Meinungen weltweit gleich. Weltweit? Nein, bis auf den melanesischen und polynesischen Raum im Südpazifik! Angeblich gibt es dort nun tatsächlich ein oder zwei Handvoll hartgesottener Genießer, die Kava-Getränke sehr schätzen. Sie können sogar die Herkunft der Pflanzen unterscheiden, wie ein Weinkenner die Lagen. Kava-Getränke sind in der Südsee genauso verbreitet wie hierzulande Bier, Wein, Tee oder Kaffee. Jedoch wird keiner, der nicht damit aufgewachsen ist, Kava Kava wohlschmeckend nennen. Warum also diese extrem hohe Verbreitung und Anwendung in den Ursprungsländern?

Viele, die Polynesien bereist haben sowie die Einheimischen dort vergleichen die Gewöhnung an den Geschmack von Kava Kava mit der, Bier zu trinken. Das erste Glas Bier, das ein Kind aus reiner Neugierde trinkt, wird bei ihm eine ähnliche Abscheu hervorrufen wie bei Erwachsenen das erste Kava-Getränk.

Kava Kava – eine neue »Lifestyle-Droge«?

Wir alle sind, ob wir wollen oder nicht, bestimmten Zwängen und Strömungen in Kultur und Zeitgeist wie auch im beruflichen und privaten Leben ausgesetzt. Die Art, wie wir uns daran gewöhnt haben und damit zurechtkommen – das könnte man als »Lifestyle« bezeichnen. Insgesamt werden sicherlich noch wesentlich mehr Faktoren eine große Rolle spielen, die eine bestimmte Einstellung des einzelnen zu seinem direkten Lebensumfeld beeinflussen. Die heutige Ansicht, daß alles »easy« oder »cool« sein muß, fördert die Entstehung und den Umsatz von künstlichen »Glücklichmachern«, die ganz nebenbei auch noch die Leistung steigern können. Immer »gut drauf sein« lautet die aktuelle Devise. Im beruflichen wie im privaten Leben ringen sich Menschen bisweilen unmenschliche Extremleistungen ab, die allem Anschein nach ohne Medikamente nicht mehr zu bewerkstelligen sind. In diese psychosoziale »Marktlücke« passen die neuen »Lifestyle-Drogen«.

Die perfekte Droge für den heutigen Zeitgeist wäre ein preiswertes Medikament, das, natürlich ohne Nebenwirkungen, sofort und auf der Stelle genau die richtige und gewünschte Stimmungslage hervorruft. Die Produktpalette reicht von einfachen esoterischen und unschädlichen Hilfsmitteln bis hin zu harten Drogen wie Ecstasy. Die neuen künstlichen Glücklichmacher wie Prozac™ in den USA oder Zoloft® in Deutschland haben den Pharmafirmen immense Umsatzerhöhungen beschert. Auch das vermeintliche Potenzwundermittel Viagra®, eingesetzt bei der erektilen Dysfunktion oder Impotenz, könnte man zumindest im weitesten Sinne zu diesen Produkten rechnen. Ganz neu auf dem Markt ist jetzt wieder eine sogenannte »Wunderpille«, die gegen ein anderes anscheinend sonst kaum lösbares Problem der zivilisierten Welt helfen soll: Übergewicht. Ob die Problemlösung mit dem neuen Medikament Xenical® wirklich gelingt? Wie sich dieses bewähren wird, bleibt abzuwarten.

Alle Medikamente, die von den Medien in den letzten Monaten marktschreierisch angepriesen wurden, führen nicht ohne eine gesunde Lebenseinstellung oder eine Veränderung der persönlichen Gewohnheiten zum Erfolg. Der Wunsch, daß ein Medikament das eine oder andere Problem des Lebens »einfach so« lösen könnte, ist bis jetzt zumindest eine Illusion. Hoffentlich wird es auch eine bleiben. Xenical® wird ohne eine entsprechende Diät sicher nicht das Traumgewicht herbeizaubern. Viagra® bringt eine zerstörte Beziehung auch nicht ins rechte Lot, und genausowenig werden Kava Kava oder Medikamente, die Kava-Extrakte enthalten, alle Probleme lösen, die Angst machen oder eine depressive Stimmung verbreiten. Überhaupt sollte man sich gerade angesichts des derzeit herrschenden Pillenbooms fragen, ob es denn nun wirklich sein muß, bei jeder Schwierigkeit des täglichen Lebens ein Medikament einzuwerfen. Vieles kann durch eine Umstellung der Lebensführung behoben werden und zwar ganz ohne Medikamente. Anscheinend halten es aber die meisten für wesentlich bequemer, ein Mittelchen einzunehmen. Aber nur die Kombination aus medikamentöser Behandlung, Veränderung des eigenen Bewußtseins und der Lebensumstände kann einen Erfolg und ein angenehmeres Leben bringen, niemals aber das Arzneimittel allein. Auch dürfen die Selbstheilungskräfte des menschlichen Körpers nicht außer acht gelassen werden. Ein Mensch, der nicht mehr gesund werden will, wird auch mit den besten und wirksamsten Medikamenten nicht geheilt.
In letzter Zeit besinnt man sich glücklicherweise wieder zunehmend auf natürliche Arzneimittel und Kräuter sowie auf althergebrachte Heilmethoden und Pflanzen aus der sogenannten Ethno-Medizin. Die Extrakte aus Baldrian, Hopfen usw. haben auf dem Markt für pflanzliche Arzneimittel durchaus ihre Berechtigung. In den vergangenen Jahren hat die Erkenntnis, daß Johanniskraut stimmungsaufhellend wirkt, zu einem riesigen Umsatzplus der Pharmaindustrie beigetragen. Allerdings hat sich gerade beim Johanniskraut deutlich gezeigt, daß sehr viele Firmen beinahe wirkungslose Präparate auf den Markt geworfen haben, die vom medizinischen Laien von wirksamen Produkten nicht zu unter-

scheiden sind. Wahrscheinlich ist diese Tatsache der Grund dafür, daß viele Menschen bei einem nicht wirkenden pflanzlichen Medikament dann doch auf chemische Substanzen oder gar illegale Drogen zurückgreifen, um ihr Leben meistern zu können.
Kava Kava hat nachweislich viele Eigenschaften, um die Pflanze und deren Extrakte zu Mitgliedern der elitären Riege von heutigen Lifestyle-Drogen zu machen. Die Anfänge dazu sind schon abzusehen. Es gibt bereits viele Fertigpräparate, die Kava-Extrakte enthalten und auch gut wirksam sind. Kava Kava hat die äußerst angenehme Eigenschaft, eines der Medikamente mit den wenigsten Nebenwirkungen zu sein, die es jemals auf dem Markt gab. Wie bei allen Arzneimitteln gilt auch für Kava Kava, daß die Anwendung gut überlegt sein und vor allem bei depressiven Verstimmungen und Angsterkrankungen von flankierenden Maßnahmen begleitet werden muß. Eine professionelle psychologische Beratung oder zumindest eine ausreichende Unterstützung durch Freundeskreis und Familie sind unverzichtbar.
Interessant für den Anwender von Kava-Produkten ist sicherlich auch, woher die Pflanze kommt, und welche überlieferten Wirkungen bekannt sind. Kava Kava muß man sich heutzutage nicht mehr wie vor 200 Jahren aus Polynesien mitbringen lassen, sondern kauft sie einfach in der Apotheke um die Ecke. Auch in vielen Reformhäusern und Kräuterläden ist Kava Kava erhältlich. Die Palette reicht von der grob geschnittenen Wurzel und dem gehackten Wurzelstock bis hin zum Pulver. Es gibt sogar Kava-Pulver in gepreßter Form als Tabletten. Diese Produkte haben natürlich nichts mehr mit der ursprünglichen rituellen Bedeutung der Pflanze zu tun. Dabei wäre das Wissen von Legenden und Riten um Kava Kava in der Südsee sicherlich auch für viele an Ängsten leidende Menschen hilfreich. Auf diese Weise könnten sie sich mit dem Medikament, dem Wirkstoff, der Pflanze und womöglich auch noch aktiv mit Angst als Erkrankung auseinandersetzen. Der für den europäischen Gaumen gewöhnungsbedürftige Geschmack verlangt nach einigen geeigneten Zubereitungsformen der Kava-Getränke. Vielleicht kann Kava Kava auch irgendwann alkoholische Getränke auf Festlichkeiten ersetzen

oder zumindest deren Verbrauch einschränken. Vielleicht kennen zukünftige Generationen die Probleme gar nicht mehr, die durch suchtauslösende Substanzen verursacht werden? Vielleicht bekommt Kava Kava in der hochentwickelten westlichen Welt denselben Stellenwert, wie seit über 2000 Jahren in der Südsee. Vielleicht kann Kava Kava viele Probleme im medizinischen Bereich lösen. Niemand kann darauf heute eine Antwort geben. Die weitere Entwicklung bleibt spannend. Nach dem heutigen Stand unseres Wissens kann man jedenfalls den seit langer Zeit angewendeten *Piper methysticum G. Forster* als wirksame Pflanze gegen Angststörungen sowie leichte und mittelschwere Depressionen mit wirklich ruhigem Gewissen empfehlen.
Die Erforschung pflanzlicher Medikamente hat in den letzten Jahren eine intensive Entwicklung erfahren. Es gibt zur Zeit mehr als 250 Studien zu Arzneimitteln aus pflanzlichen Extrakten. Diese Anzahl wird sicherlich bis zum Jahr 2000 noch weiter zunehmen. Dies liegt zum einen daran, daß der Gesetzgeber es verlangt. Andererseits sind aber auch Firmen daran interessiert, solche Studien vorzunehmen, einfach, um den Erhalt ihrer Präparate zu sichern. Außerdem müssen noch zusätzlich erkannte Indikationen durch Forschungsergebnisse gesichert und in die Liste der Anwendungsmöglichkeiten aufgenommen werden. Künftig wird es noch mehr Untersuchungen geben, in denen pflanzliche Medikamente mit synthetischen verglichen werden, denn viele pflanzliche Präparate halten dem Wirksamkeitsvergleich mit synthetischen Substanzen bei gleicher Indikation stand. Das wurde noch vor wenigen Jahren für fast unmöglich gehalten.
Ein großes Anwendungsgebiet pflanzlicher Arzneimittel sind heute die psychischen Erkrankungen. Ginkgo, Baldrian, Johanniskraut und Kava Kava gehören zu den auf die menschliche Psyche wirkenden pflanzlichen Arzneimitteln. Auch hier werden momentan vergleichende Studien mit synthetischen Psychopharmaka durchgeführt. Am Ende der Forschungsbemühungen um die Pflanzeninhaltsstoffe findet man oft eine einzige reine Substanz. Eine der bekanntesten ist wohl Digoxin, das aus der Fingerhutpflanze gewonnen wird.

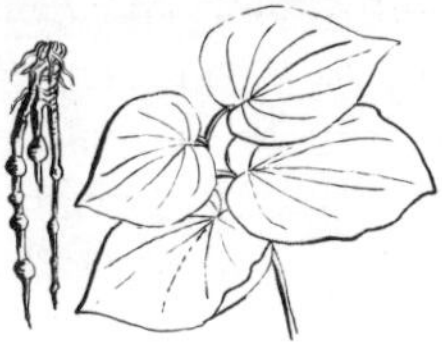

Herkunft und Geschichte von Kava Kava

Es wird vermutet, daß die ersten Kava-Pflanzen ihren Ursprung auf Neuguinea oder den Neuen Hebriden hatten. Die Neuen Hebriden, eine Inselkette im südwestlichen Pazifik, bilden heute den Inselstaat Vanuatu. Um die Herkunft der Pflanze ranken sich in Melanesien und Polynesien viele Legenden, und es herrscht immer noch ziemliche Ratlosigkeit darüber, wo sie ursprünglich beheimatet ist.

In der Überlieferung wird die Kava-Pflanze als eine Besonderheit, als etwas Höheres, beinahe Spirituelles, dargestellt. Eine der Legenden stammt aus dem Königreich Tonga. Der Tu'i Tonga, der König von Tonga, gilt dort als Sohn des Schöpfergottes Tangaloa' Eitumatupu'a. Der von dem Gott abstammende weltliche Herrscher des Königreichs Tonga hat auch heute noch einen gottgleichen Status. Die folgende Geschichte erzählt davon, wie der Tu'i Tonga den Menschen, die Kava-Pflanze schenkte:

Der Tu'i Tonga wollte in einer Zeit von Hunger und Not seine Untertanen auf der Insel Eua besuchen und schickte seine Boten zum Häuptling der Insel, um die bevorstehende Visite anzukündigen. Der Häuptling und seine Frau gerieten in große Verlegenheit, weil es an allem fehlte, was sie für das Empfangsfest zu Ehren des göttlichen Tu'i Tonga benötigten. Nach tage- und nächtelangem Ringen zwischen Herz und Pflicht beschloß das nicht mehr so junge Paar ihr einziges Kind, ein wunderschönes Mädchen, dem Tu'i Tonga zu opfern. Bei Ankunft des Tu'i Tonga war das schöne Kind tot, die Eltern über alle Maßen traurig, und die ganze Insel trauerte mit ihnen. Der König war von dem Geschehen zutiefst ergriffen, und die Treue seiner Untertanen rührte ihn zutiefst. Der Tu'i Tonga bat die Trauernden, das Kind in die Erde zu legen, und beim Abschied versprach er, ihnen übers Jahr Trost zu spenden. Auf den Tag genau nach einem Jahr wuchs über dem Haupt des Opfers eine noch nie gesehene Pflanze, die der Häuptling »Kava« nannte und über dem Fußende sproß ein neues Gewächs, das auf den Namen »Do« (Zuckerrohr) getauft wurde. So kam Kava Kava als milde Linderung für trauernde Seelen auf die Erde, und gegen die Bitternis der Erinnerung, die den Körper vergiftet und ermattet, wurde uns Do, das süße Zuckerrohr, geschenkt.

Aus: Walter Hurni, Kava – Geschenk der Götter,
Natürlich 17(11), 1997

Im Verlauf der Besiedelung des pazifischen Raumes durch die Polynesier wurde die Kava-Pflanze bis zu den Hawaii-Inseln verbreitet. Bedingt durch die geographische Struktur des südpazifischen Raumes entwickelten sich die Polynesier zu einer der größten Seefahrernationen der Menschheitsgeschichte. Mit äußerst seetüchtigen Doppelkanus fuhren sie Tausende von Seemeilen und besiedelten mit der Zeit die gesamte Inselwelt der Südsee. Das gesamte Leben spielte sich während der wochenlangen Fahrten auf der Plattform des Bootes ab. Zu den vielen Dingen des täglichen Lebens, welche die Südsee-Insulaner mit auf ihre Reisen nahmen, gehörten auch die Stecklinge der Kava-Pflanze. Die ersten Fahrten mit den Doppelkanus wurden vermutlich schon vor mehr als 3000 Jahren unternommen. Mindestens solange schon ist Kava Kava das »Nationalgetränk« der Polynesier und Melanesier. Kava Kava muß demnach bereits bei der Besiedelung des Südseeraumes eine ungeheuer wichtige Rolle gespielt haben, da trotz der gut durchdachten Konstruktion der Boote der Stauraum doch eher beschränkt war. Kava Kava ist also eine der ältesten Kulturpflanzen der Menschheit. Hunderte von Generationen haben Kava Kava in Polynesien getrunken, und noch immer ist es das am meisten verbreitete Getränk in der Südsee. Die Polynesier besiedelten während ihrer Seefahrten jede kleine Insel. Dabei setzten sie auch ihre Kulturpflanzen aus. Allerdings wuchs die Kava-Pflanze nicht auf allen Inseln, da auf manchen Atollen zu wenig Humus vorhanden war. Die Seefahrer mußten dort ohne ihre liebgewonnene Kava Kava auskommen. Glücklicherweise boten die meisten Inseln jedoch genug Erdreich und das richtige Klima, um Kava Kava gedeihen zu lassen. Heute ist in so gut wie ganz Polynesien die Kava-Pflanze beheimatet. Die Ausbreitung reicht von Tonga bis nach Hawaii. Auf den Osterinseln und Neuseeland war es der Kava-Pflanze scheinbar zu kalt; sie wächst dort bis heute nicht. Mehr als 3000 Jahre war dann die Kava-Pflanze nur in Melanesien und Polynesien bekannt. In dieser Zeit entwickelten sich eine ganze Reihe von Ritualen, die in irgendeiner Form mit Kava Kava zu tun haben. In der Vergangenheit gab es keine öffentliche Veranstaltung, ob religiöser oder politischer Art, ohne Kava-Zeremonie. Vor allem die »hohen Feste«, also die wichtigen offiziellen Anlässe, waren von diesen Zeremonien begleitet. So wurden zum Beispiel die Amtseinführung eines neuen Häuptlings, Hochzeiten und Beerdigungen immer mit Kava Kava gefeiert. Der gemeinsame Kava-Genuß war dabei stets ein Ritual und in keiner Weise ein Trinkgelage. Durch die Kava-Zeremonien wurde und wird teilweise heute noch rituell die Struktur der Gesellschaft immer wieder aufs neue bestätigt und öffentlich besiegelt. Die mit der Kava-Pflanze verbundenen Bräuche stärken und untermauern das Gemeinschaftsgefühl der Insulaner.

Kapitän Cook, Entdecker der Heimat von Kava Kava

Zur Entdeckung der Kava-Pflanze vor ca. 220 Jahren kam es, als der erfahrene Seefahrer, James Cook, und der junge, neugierige und engagierte Wissenschaftler, Johann Georg Forster, zur richti-

gen Zeit am richtigen Ort zusammentrafen. Während es das Schicksal mit James Cook nicht so gut meinte, konnte Johann Georg Forster seine Entdeckungen noch in ausreichender Form der Welt präsentieren. Die kurz zusammengefaßten Lebensgeschichten der beiden »Kava-Entdecker« sollen die mitunter dramatischen Umstände verdeutlichen, welche die Seefahrer im 18. Jahrhundert bewältigen mußten. Eine neu entdeckte Pflanze am Ende der Welt war damals eine riesige Sensation, die man heute gar nicht genug würdigen kann.
James Cook wurde im Jahr 1728 im britischen Städtchen Marton-in-Cleveland der Grafschaft York geboren. Schon im Alter von acht Jahren kam Cook mit der Seefahrt in Berührung. Er arbeitete jahrelang als Hilfsarbeiter auf einem Kohlenschiff und schaffte es dort schließlich bis zum ersten Offizier. Mit 27 Jahren, als James Cook bereits ein erfahrener Seefahrer war, trat er in den Dienst der britischen Royal Navy ein. Während des Siebenjährigen Krieges nahm James Cook an der Belagerung Quebecs teil und half der königlichen Kriegsmarine, die feindlichen französischen Kolonien in Nordamerika zu erobern. Später befuhr er die nördlichen Meere und vermaß den Orléans-Kanal, die Mündung des Hudson-Rivers sowie die Küstengebiete Neufundlands, Labradors und Neuschottlands. Im Alter von 40 Jahren wurde Cook zum Leutnant und zum Kommandanten der *Endeavour* befördert. Das englische Königshaus beauftragte ihn, den gesamten Pazifik wissenschaftlich zu erkunden. Insgesamt unternahm Cook drei ausgedehnte Forschungsfahrten in die Südsee.

Erste Reise, 1768 bis 1771

Am 5. August 1768 stach James Cook mit dem Schiff *Endeavour* und 90 Mann Besatzung in See. Unter den Passagieren befanden sich so bedeutende Wissenschaftler wie der Astronom Charles Green, Sir Joseph Banks, Botaniker und Mitglied der Royal Society, ferner Dr. Carl Solander, ebenfalls Botaniker, Alexander Buchanan, ein Landschaftsmaler, und Sydney Parkinson, ein bekannter Tier- und Pflanzenmaler. Tahiti, welches zwei Jahre vorher von Samuel Wallis für England in Besitz genommen worden war, erreichte Cook im April 1769. Am 7. Oktober desselben Jahres wurde die Ostküste Neuseelands gesichtet, die man damals noch für den Ostrand Australiens hielt. Diese Auffassung widerlegte Cook, indem er die Doppelinsel vollständig umschiffte. Am 19. April 1770 gelangte er an die Ostküste Australiens und befuhr – nach Schwierigkeiten beim Great Barrier Reef – die Torres-Straße, womit alle Zweifel am Inselcharakter Neuguineas beseitigt wurden. Über Batavia, das heutige Jakarta, und das Kap der Guten Hoffnung erreichte die *Endeavour* am 11. Juni 1771 wieder England.

Zweite Reise, 1772 bis 1775

Die wertvollen Ergebnisse der ersten Expedition sowie Bestrebungen seitens der Holländer und Franzosen, neue Fahrten zu unternehmen, veranlaßten die britische Admiralität dazu, eine weitere Forschungsfahrt auszurüsten. Diesmal wurden zwei Schiffe (eigentlich Kohlenschiffe) bereitgestellt: die *Resolution* unter dem Kommando Cooks und die *Adventure* unter dem Kommando von Tobias Furneaux. Auch die Offiziere Charles Clerke, James Colnett und George Vancouver sowie der englische Maler William Hodges nahmen an dieser Reise teil. Als Naturforscher waren der Danziger Historiker Johann Reinhold Forster und sein Sohn Johann Georg an Bord. Auf dieser zweiten Weltreise Cooks bekam *Piper methysticum* nach ihrem wissenschaftlichen Entdecker den botanischen Beinamen *G. Forster.* Am 13. Juli 1772 begann die Fahrt, die bis zum 30. Juli 1775 dauern sollte. Cook fuhr bis zum 67. Grad südlicher Breite vor, wurde dort aber durch die Eisgürtel zur Umkehr gezwungen; er machte einen Stop in Tahiti, bevor er nochmals in den Süden und diesmal bis zum 71. Breitengrad kam. Im Jahre 1774 entdeckte Cook Neukaledonien und die Norfolkinseln. Die Norfolkinseln gehören heutzutage zu Australien, sie wurden 1788 bis 1851 von den Briten als Sträflingskolonie benutzt. Am Rückweg über Kap Hoorn entdeckte er im Südatlantik Südgeorgien und die Falklandinseln.

Dritte Reise, 1776 bis 1779

Obwohl mit Ehrungen überhäuft, bewarb sich Cook für die Suche nach der Nordwest-Passage und wurde mit den Schiffen *HMS Resolution* und *HMS Discovery* unter dem Kommando von Charles Clerke ausgerüstet. Mit an Bord waren der Naturforscher Anderson, der schweizer Maler Weber sowie ein Engländer, der später eine zweifelhafte Berühmtheit erlangen sollte: William Bligh, der spätere Kapitän der *Bounty,* die durch die berühmte Meuterei an Bord in die Geschichte einging. Im Jahre 1776 segelte Kapitän Cook auf seiner dritten und letzten Expedition von Plymouth in Richtung Pazifik los, um die bisher erfolglose Suche nach einer Durchfahrt durch den amerikanischen Doppelkontinent zu beenden. Er fuhr entlang der afrikanischen Küste, umrundete das Kap der Guten Hoffnung und durchquerte den Indischen Ozean, vorbei an Tasmanien, Neuseeland, den »Freundlichen Inseln«. Hier scheiterte ein Plan der weniger freundlichen Eingeborenen, die den Kapitän ermorden wollten. Am 18. Januar 1778 erreichten die beiden Schiffe die Insel Oahu der Hawaii-Gruppe. Nur zwei Tage später trafen die Schiffe auf der Insel Kauai an und landeten vor der Stadt Waimea. Obwohl Cook mit seiner Expedition weiterreisen wollte, nahm er sich doch die Zeit, das neu entdeckte Land zu erkunden und frische Nahrungsvorräte auf sein Schiff zu laden. Er schrieb in sein Tagebuch über die auffällige Ähnlichkeit der Einheimischen mit den Inselbewohnern, die er in weit von Hawaii entfernten Regionen des Pazifik bereits angetroffen hatte, und bewunderte die Größe des Besiedlungsraumes dieses Volkes. Seine Äußerungen kann man heute als Indiz für die wahrscheinliche Ausbreitung der Kava-Pflanze bewerten, denn auch in Hawaii wächst *Piper methysticum,* die Rituale zur Herstellung von Kava Kava sind denen auf anderen Inseln Melanesiens und Polynesiens außerdem meist sehr ähnlich. Der erste Handel, den Cook auf Hawaii durchführte, war der Tausch eines Metallknopfs gegen einen Heilbutt. Cook bemerkte dabei, daß er auf seinen ganzen Weltreisen nie zuvor Einheimische getroffen hatte, die so begeistert waren von seinem Schiff und eine so offensichtliche Faszination für Eisen zeigten. Dem Eisen gaben die Hawaiianer den Namen *toe*. Polynesische Legenden berichten über die mysteriöse Landung eines spanischen Schiffes bereits im 16. Jahrhundert, von dem die Einheimischen Eisen erhalten haben sollen. Eisen schätzten sie seitdem mehr als Gold. Weiter freute es Cook, daß die hawaiianischen Frauen sich ohne Zögern willig den Seeleuten hingaben und ihre Männer offensichtlich nichts dagegen einzuwenden hatten. Allerdings schätzte Cook das Paradies Hawaii darin wohl etwas zu paradiesisch ein. Die Hawaiianer wollten damit nämlich nur feststellen, ob die Ankömmlinge Götter seien – und Götter brauchen keine Frauen. Obwohl Cook später verzweifelt versuchte, die mit Geschlechtskrankheiten verseuchten Männer von den Frauen fernzuhalten, erwies sich das als ein hoffnungsloses Unterfangen – die Frauen schwammen sogar zu den Schiffen. Als Cook ein Jahr später wiederkehrte, bemerkte er bereits Zeichen von Krankheiten an den Gesichtern der Bewohner.

Cook war beeindruckt von der Kraft und Geschicklichkeit der Einheimischen und von ihrer Fingerfertigkeit. Sie stahlen alles, was nicht niet- und nagelfest war, und legten nach wie vor ein besonderes Interesse für Eisen und Nägel an den Tag. Das Eisen wurde von den Hawaiianern unter anderem zur Herstellung ihrer Waffen und Speere verwendet. Murmeln, Ketten, Perlen und Spiegel als Tauschobjekte beeindruckten sie nicht sehr. Cook erneuerte seine Nahrungsmittelvorräte durch den Tausch gegen Metallgegenstände wie Hämmer und Äxte. Er erhielt Schweine und Hühner als Gegenleistung sowie frisches Süßwasser und Früchte. Als ein paar Einheimische schließlich ein Boot von der *Discovery* stahlen, wurde es James Cook mit der Fingerfertigkeit zuviel. Er befahl, Kanus am Herausfahren aus der Bucht zu hindern, und entschloß sich, eine Expedition an Land zu unternehmen. Diese sollte seine letzte sein. Denn trotz einer Eskorte aus neun bewaffneten Soldaten schlug sein Plan fehl, einen der hawaiianischen Nobelmänner gefangen zu nehmen und gegen sein gestohlenes Boot einzutauschen. Bei dem Versuch, diesen königlichen Einheimischen zu entführen, wurde dieser versehentlich getötet. Als James Cook wieder zum Strand zurückkam, wußten die Einheimischen bereits vom Tod eines ihrer Könige. Ein riesiges Heer von 20 000 Kriegern versammelte sich in der Bucht, und nach einem kurzen Kampf wurde dem chancenlosen James Cook der Schädel eingeschlagen. Die wütenden Eingeboren stachen anschließend auf den im Sterben liegenden Kapitän mit den Messern und Äxten ein, die Cook ihnen im Austausch gegen Lebensmittel überlassen hatte. Cook, der bis zum letzten Moment verzweifelt versucht hatte, seine Boote zu erreichen, scheiterte letztlich an der Tatsache, daß er nicht schwimmen konnte. Der berühmte dreifache Weltumsegler Kapitän James Cook starb, weil er Nichtschwimmer war! Bei seinem Tod am 14. Februar 1779 war er 51 Jahre alt.

Johann Georg Forster, Entdecker von Kava Kava

Johann Georg Forster wurde 1754 in der Nähe von Danzig geboren. Er wuchs als Sohn des damals sehr bekannten Historikers Johann Reinhold Forster auf und begleitete diesen auf seinen Weltreisen mit Kapitän James Cook. Weil Johann Reinhold Forster Streit mit der britischen Admiralität bekam, verfügte diese, daß sein Sohn Johann Georg die publizistische Auswertung der Reiseergebnisse durchführen sollte. Dies brachte Johann Georg Forster schon sehr früh einen gewissen Bekanntheitsgrad ein. Im Jahre 1777 wurde er durch seinen Reisebericht *»A Voyage Round The World«* als Autor weltbekannt. In diesem Reisebericht geht es zum großen Teil um die zweite Weltreise von James Cook, an der Johann Georg Forster und sein Vater teilgenommen hatten.
Forster nahm an vielen bedeutenden Ereignissen und geistigen Tendenzen seiner Zeit regen Anteil. Bei seinen Zeitgenossen war

er als Begleiter von James Cook und als ein äußerst interessanter Reiseschriftsteller berühmt. Unter den politisch Interessierten galt er als Anhänger der Ersten Französischen Republik. Ende des 18. Jahrhunderts zählte Johann Georg Forster zu den meistgelesenen und beachtenswertesten Autoren. Aufenthalte in mehreren Ländern, seine Weltreisen und ein großer Korrespondentenkreis in Wissenschaft, Literatur und Politik in ganz Europa gaben seiner Person und seinem Werk eine durch und durch europäische Prägung. Johann Georg Forster verfaßte unter anderem Texte in mehreren Sprachen zu so unterschiedlichen Themengebieten wie Mineralogie, Botanik, Zoologie, Geographie, Völkerkunde, Geschichte, Politik, Kunsttheorie und Literatur. Besonders wertvolle Vermächtnisse Johann Georg Forsters sind heutzutage vor allem die Pflanzenbeschreibungen von der Weltreise 1772 bis 1775 und die Niederschriften seiner Vorlesungen in den Jahren 1785 bis 1787 an der Universität zu Wilna, der heutigen Hauptstadt von Litauen, über die drei Reiche der Natur.

Kava Kava in der heutigen Zeit

Nach den Entdeckungsfahrten und der Aufnahme der Handelsbeziehungen mit den melanesischen und polynesischen Inselstaaten wurde die Kava-Pflanze auch in Europa bekannt. Im Jahre 1886 verfaßte Dr. Louis Lewin, ein Berliner Toxikologe und Pharmakologe, die erste wissenschaftliche Darstellung zu *Piper methysticum*. Bis heute haben sich viele Wissenschaftler mit Kava Kava beschäftigt. Die meisten wissenschaftlichen Arbeiten befassen sich mit standardisierten Kava-Auszügen, die in Medikamenten verwendet werden. Einer der herausragendsten Wissenschaftler in bezug auf Kava Kava ist Prof. Dr. rer. nat. Rudolf Hänsel aus München. Hänsel hat erstmals die Ergebnisse der seit über 100 Jahren durchgeführten Studien zusammengefaßt und eine hervorragende Beschreibung der Pflanze sowie ihrer Extrakte verfaßt.
Die Einwohner der melanesischen und polynesischen Inselstaaten

in der riesigen, heute auch als Ozeanien bezeichneten Region des südlichen Teils des Pazifischen Ozeans haben mittlerweile auch die wirtschaftliche Bedeutung des Kava-Exports erkannt und leisten zur Zeit immer mehr Öffentlichkeitsarbeit und Werbung. Einige Exporteure geben ihren Kava-Produkten sogar auch gleich eine Rezeptsammlung mit auf den Weg, um den bereits erwähnten ungewohnten Geschmack zu mildern. Kava Kava ist ein hundertprozentiges Naturprodukt, und der Kava-Import unterstützt zudem die Wirtschaft der Schwellenländer in Ozeanien. Kava Kava macht glücklich, froh und leistungsfähiger; Kava Kava hat (fast) keine Nebenwirkungen und Kava Kava macht nicht süchtig.

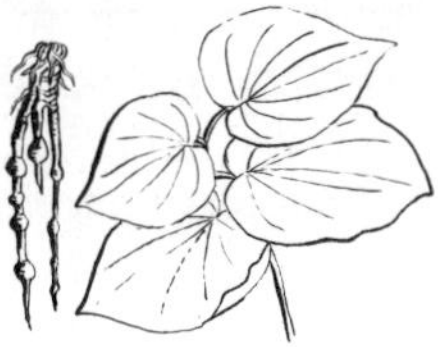

Die Pflanze Kava Kava

Die botanische Bezeichnung von Kava Kava lautet *Piper methysticum G. Forster.* Kava Kava stammt aus der großen Familie der Pfeffergewächse. Von den *Piperaceae* (Pfeffergewächsen) gibt es rund 1400 verschiedene Untergruppen. Die tropische südpazifische Region ist die Heimat dieser Pfeffergewächse. *Piper methysticum* scheint eine Lage von ungefähr 300 Metern über dem Meeresspiegel zu bevorzugen. Wenn die Pflanze optimale Bedingungen findet, kann der Strauch bis zu sechs Meter hoch wachsen und einen stattlichen Umfang erreichen. Die botanische Gattung des *Piper methysticum* hat auch noch zahlreiche Unterarten. Die verschiedenen Unterarten und Familien lassen sich einwandfrei chemisch differenzieren, können aber rein optisch voneinander beinahe nicht unterschieden werden. Auch bei genauer Untersuchung der genetischen Zusammensetzung können botanisch geschulte Wissenschaftler manchmal nur schwer Unterschiede zwischen den einzelnen Pflanzen feststellen. Die Polynesier selbst kennen eine große Zahl von verschiedenen Kava-Gewächsen. Auf den Fidschi-Inseln sind zum Beispiel sechs verschiedene Arten bekannt. Diese unterscheiden sich meist in der Färbung, der Höhe sowie der Länge und Dicke der Stengel. Auf Fidschi wird beispielsweise besonders die kleinwüchsige Sorte *Yagona Leka* geschätzt. Angeblich hat diese Unterart das beste Aroma. Auf Tahiti sind bis heute 14 verschiedene Arten gefunden worden. Interessanterweise erfolgte die Klassifizierung auf Tahiti nur nach der Wirkung auf den

Menschen. Auf Hawaii schätzt man wohl besonders die Unterart »Black Awa«, die »Schwarze Awa«, erkennbar an den fast schwarzen Stengeln und Wurzeln. Daneben sind auch auf Hawaii noch mehrere Varianten bekannt: *apu, liwa, ke'oke'o, kumakua, kuaea, makea, mamaka, mamiene, mo'i, mokilana, papa, papa ele'ele, papa kea und kau la'au.* Auf den Marquesas-Inseln im heutigen Französisch-Polynesien hat man bis jetzt 21 verschiedene Arten unterscheiden können. Die Einwohner von Papua-Neuguinea haben dagegen nur die Auswahl unter fünf verschiedenen Arten. Die größte Vielfalt scheint es auf Vanuatu zu geben; dort wurden bisher 72 verschiedene Unterarten entdeckt.

Vanuatu, der junge Staat im südwestlichen Pazifik, besteht hauptsächlich aus den Neuen Hebriden. Vor kurzer Zeit sollen in Vanuatu völlig unbekannte und neue Unterarten von *Piper methysticum* entdeckt worden sein. Auch die angeblich hochwertigste Kava Kava kommt aus Vanuatu. Derzeitiger Hauptwirtschaftszweig in Vanuatu ist die Landwirtschaft mit Kokosplantagen zur Kopragewinnung. Kopra ist das getrocknete, grob zerkleinerte feste Nährgewebe der Kokosnuß, aus dem Kokosöl und Kokosfett gewonnen werden kann. Außerdem gibt es in Vanuatu Kaffee- und Kakaoplantagen. Auf einigen Inseln der Neuen Hebriden wird auch Manganerz abgebaut. Seit neuestem ist auch der Export von Kava-Produkten in allen erdenklichen Formen eine nicht zu unterschätzende Geldquelle für den Inselstaat.

Klimatisch bringt Vanuatu jedenfalls die besten Voraussetzungen für ein gutes Gedeihen der Kava-Pflanze mit sich. Es herrscht tropisches feuchtes Klima, und im Süden von Vanuatu sind die Winter trocken. Auf den nördlichen Inseln findet sich tropischer Regenwald, auf den südlichen gibt es Trockenwälder und Savannen. Die Inselgruppe erstreckt sich als doppelte Kette über ungefähr 725 Kilometer von Nordwesten nach Südosten. Vanuatu besteht überwiegend aus Vulkaninseln, die von Korallenriffen gesäumt werden. Die meisten Kava-Pflanzen gedeihen aufgrund der klimatischen Gegebenheiten jedoch nur auf den nördlichen Inseln.

Diese große Vielfalt der Pflanzenarten kann natürlich die Verschiedenheit der beschriebenen Wirkungen von Kava Kava begründen. Die Artenvielfalt sowie die Verschiedenheit der Regionen mit den geeigneten geographischen Lagen und dem richtigen Klima für die Kava-Pflanze bringt auch eine beinahe unübersehbare Mannigfaltigkeit der Namensgebung mit sich. Hier nur eine kleine Auswahl der gängigsten volkstümlichen Namen in Vanuatu für *Piper methysticum:*

VERSCHIEDENE NAMEN DER KAVA-PFLANZE

Agona, Aangona, Angooner, Ava, 'Awa, 'Ava, Ava-Ava, Awa, Awa-Awa, Càva, Gea, Gi, Intoxicating Pepper (»Rauschpfeffer«), Kawa, Kawa-Kawa, Kawa-Pepper (Kawapfeffer), Malohu, Maluk, Meruk, Milik, Poivre enivrant (»berauschender Pfeffer«), Sakau, Wati, Yagona, Yakona, Yangona, Yaona, Yaquona.

Im europäischen Raum hält sich seit langer Zeit der Begriff »Rauschpfeffer«, abgeleitet von »*methysticum*«, dem lateinischen Wort für berauschend. Johann Georg Forster, welcher *Piper methysticum* als erster botanisch beschrieb, gab der Pflanze nach Beobachtung der Wirkung bei den Eingeborenen diesen Namen. In der heutigen Zeit scheint sich die Schreibweise »Kava Kava« oder »Kava-Kava« immer mehr durchzusetzen. Allerdings sind in den einschlägigen Fachzeitschriften und Lehrbüchern immer noch viele verschiedene Schreibweisen zu finden. Die Pharmaindustrie scheint momentan an der Schreibweise »Kava Kava« immer mehr Gefallen zu finden. In Polynesien bedeuten die Worte, die vom ursprünglichen Wort *Awa* oder *Kava* abgeleitet worden sind »bitter, scharf, sauer«. Wobei »bitter« und »scharf« den Geschmack des Kava-Getränks wohl am besten beschreiben. Die Ableitungen von *Yangona* bedeuten »Getränk«, zusammengenommen also »bitteres Getränk«.

Aussehen

Die Kava-Pflanze ist ein strauchartiges Gewächs, das meist ca. zwei Meter hoch wird. Es sind allerdings auch Pflanzen gefunden worden, die eine Höhe von weit über sechs Metern erreicht haben. Die Äste der Pflanze weisen auffällige knotenartige Gebilde auf. Die Blätter haben kurze Stiele, sind hellgrün, von der Grundform breit oval, meist herzförmig. Sie können bis zu 30 Zentimeter lang werden. Eine komplett ausgewachsene Kava-Pflanze hat Ähnlichkeit mit einer zufälligen Zusammenstellung aus verholzten Stengeln, die kurz über dem Boden irgendwie zusammengehalten werden. Auf den ersten Blick erinnern Stengel und Seitentriebe durch die gleichmäßige Verteilung der Verdickungen an eine Bambuspflanze. Diese als Nodien bezeichneten Verdickungen am Stengel, die beim Bambus so auffällig sind, entstehen bei der Kava-Pflanze durch das Abfallen von ausgewachsenen Seitentrieben. Botanisch sind die beiden Arten allerdings nicht verwandt.

Anbau

Piper methysticum gehört zu den schattenliebenden Pflanzen. Kava Kava wächst nur unter den Bedingungen, die ein subtropischer Regenwald bietet, und benötigt ständig hohe Temperaturen mit geringen tages- und noch geringeren jahreszeitlichen Temperaturschwankungen. Ein Anbau in unseren Breitengraden ist deshalb nicht sehr erfolgversprechend, wahrscheinlich eher unmöglich. Bis jetzt hat es jedenfalls kein botanischer Garten in Europa geschafft, eine erntefähige Kava-Pflanze gedeihen zu lassen. Die Vermehrung dieser Pflanze erfolgt traditionell durch ca. 15–20 Zentimeter lange Stecklinge, die aus den unteren Stengeln oder nach der Wurzelernte als junge Stengeltriebe aus dem Rhizom, dem Wurzelstock, abgeschnitten werden. Die Pflanze hat nur eine kurze Anwuchsdauer und schießt dann

förmlich empor. Nach fünf bis sechs Jahren gilt die Kava-Pflanze als ausgewachsen. Sie hat dann eine Höhe von ca. zwei bis drei Metern erreicht.
Die Kava-Pflanzungen werden mit Holzasche und Muschel- oder Korallenkalk gedüngt. In den sehr von der Tradition geprägten Gebieten von Ozeanien gilt die gute Pflege der Plantagen als Ehrensache der Familie. Die Plantage symbolisiert ihren Wohlstand und gesellschaftlichen Rang. Bevor Polynesien missioniert wurde, war jeder Kava-Acker in drei Teile geteilt. Den besten Teil erhielten die Unheilsgötter, er galt als tabu.
Das Wort *tabu* stammt im übrigen tatsächlich aus der polynesischen Region und beschreibt ein religiös, magisch oder rituell begründetes und allgemein respektiertes Verbot. Ebenso kann damit gemeint sein, daß es untersagt ist, bestimmte Gegenstände oder Personen anzurühren oder zu verletzen und gewisse Handlungen vorzunehmen. Auch manche Namen sind tabu. Sinn und Zweck eines Tabus ist es meist, ein Unheil zu verhindern, das durch eine übernatürliche Macht verursacht werden könnte.
Den zweiten Teil des Ackers bekamen die Schlafgötter, die Atuas, der dritte gehörte der Familie. Diese religiöse Aufteilung unterstreicht nochmals den besonderen Stellenwert der Kava-Pflanze in Ozeanien.
Für die Plantagen werden meist trockene, schattige Stellen an Abhängen gewählt. Nur wenn sich an den Abhängen kein geeigneter Platz finden sollte, werden die Plantagen auch in niedrig gelegenen, feuchten Tälern angelegt. Allerdings sind die Pflanzen, die in Tälern gedeihen, angeblich weniger aromatisch und geschmackvoll als Pflanzen, die an den Berghängen gewachsen sind. Vor allem soll die Wirksamkeit wesentlich geringer sein. Optisch sehen die Plantagen nach Meinung von Botanikern wohl aus wie junge Feigenanpflanzungen. Die größten und wichtigsten kommerziellen Anbaugebiete befinden sich heutzutage auf Samoa, Fidschi und vor allem in Vanuatu.

Ernte und Verwendung

Nach zwei bis drei Jahren Wachstum und ab einer Höhe von ein bis zwei Metern ist die Kava-Pflanze erntereif. Die Pflanzen müssen komplett ausgegraben werden. Sodann untersucht man Wurzel und Wurzelstock auf Teile, die als Stecklinge geeignet sind. Die Melanesier auf den Neuen Hebriden und die Polynesier in der größeren Regionen Ozeaniens haben für nahezu alle Pflanzenteile eine Verwendung im täglichen Leben gefunden. Zur Herstellung von Kava-Zubereitungen werden das Rhizom (Wurzelstock) mit kleineren Sproßteilen, die Hauptwurzeln, die feinfasrigen Nebenwurzeln, die Stengel und teilweise sogar die Blätter genutzt. Den höchsten Anteil der psychoaktiven Stoffe findet man im Wurzelstock, den niedrigsten in den Blättern. Demzufolge sind Wurzelstock, Wurzel und die zentralen Stengel der Kava-Pflanze am teuersten. Für die ärmeren Schichten der Bevölkerung bleiben meist nur die kleineren Stengel und die Blätter übrig. Auf den Fidschi-Inseln gibt es die Stengel der Kava-Pflanze sogar als Lebensmittel zu kaufen. Sie erfreuen sich bei den ärmeren Menschen auf den Inseln großer Beliebtheit; sie werden wie Kautabak genossen. Die erste Ernte der Kava-Pflanze findet traditionell nach ca. zwei bis drei Jahren statt. Die höchste Konzentration der wirksamen Substanzen enthalten Pflanzen, die ungefähr fünf bis sechs Jahre alt sind. Ältere Pflanzen lassen sich wegen der zunehmenden Verholzung der Stengel und des Wurzelstocks mit einfachen Methoden wesentlich schlechter aufbereiten. Die Verwendung der Pflanzenteile ist wiederum regional sehr unterschiedlich. Auf Neuguinea werden beispielsweise die feinfasrigen Wurzelanteile gekaut. Zur Herstellung des Kava-Getränks verwenden die Einheimischen hauptsächlich den Wurzelstock mit den bis zu zwei Meter langen Hauptwurzeln.

Traditionelle Aufbereitung

Prinzipiell kann man die Kava-Wurzeln kauen, um eine psychoaktive Wirkung zu erreichen. Allerdings ist das Kauen der Wurzel wegen der starken Verholzung des Wurzelstocks eine ziemlich mühselige Angelegenheit und nicht gerade sehr schmackhaft. Außerdem muß man dazu sehr gute Zähne haben. Wahrscheinlich hat sich deswegen das Trinken des Extrakts durchgesetzt. Bevor die Missionare nach Polynesien kamen, gab es in fast allen Regionen die gleiche Aufbereitungsart: Auf Tonga mußten jungfräuliche Mädchen und junge Männer die mit einem Steinbeil zerkleinerten Teile des Wurzelstocks durchkauen. Ganz nebenbei war das Kauen der Wurzel eine der ersten Maßnahmen zur Mundhygiene, die im reinlichkeitsbewußten Inselreich sehr geschätzt wurde. Je öfter die jungen Mädchen und Männer zu den Kava-Ritualen einbestellt wurden, desto bessere Kaufähigkeiten entwickelten sie. Der Trick an der Aufbereitung durch Kauen besteht nämlich darin, so wenig Speichel wie möglich zu verwenden. Außerdem müssen die Kava-Kauer es unbedingt vermeiden, den durch Speichel fermentierten Saft zu schlucken, da sonst zuwenig Wirkstoffe für das eigentliche Kava-Getränk zu Verfügung stehen würden. Nach einigen Minuten intensiven Kauens bildet sich in der Mundhöhle eine elastische, zähe, plastische Masse, die dann zu kleinen Kugel geformt in eine flaches Gefäß gegeben wird.

Diese Kava-Schale zählt bis heute zu den wichtigsten Utensilien in einem tongalesischen Haushalt. Sie ist von runder, gleichmäßiger Form und meist von vier Standbeinen gestützt. Die Schale wird aus einem einzigen großen Stück Holz gearbeitet. Für größere Rituale verwendet man Kava-Schalen mit einem Durchmesser von bis zu einem Meter. Die Beschaffenheit und das Aussehen von Kava-Schalen ist von Region zu Region verschieden. Vor allem auf Hawaii werden ständig neue Designs entworfen. Meist sind es Formen, die an Schildkröten oder auch an Boote erinnern. Die Hawaiianer schnitzten früher Kava-Schalen mit bis zu 24 Stützbeinen. Heute setzen sich Tonschalen immer mehr durch. Wenn die richtige Menge der Kava-Wurzel gekaut ist, wird die durch Speichel fermentierte Masse mit Wasser verdünnt und gut durchgeknetet. Diese Aufgabe war bei den verschiedenen Ritualen nur ganz bestimmten Personen vorbehalten. Auf Samoa beispielsweise gehörte das Durchkneten der Kava-Masse zu den Pflichten der Dorfjungfrau, der *taupou*. Wenn alles gut durchmischt war, wurde die trübe braungraue Flüssigkeit mit Hilfe eines Bastbündels unter genauer Kontrolle der Anwesenden abgeseiht. Die Handgriffe beim Abseihen regelten traditionelle Vorschriften genauestens. Am Ende sollte eine klare Flüssigkeit entstehen, die kein Wurzelstückchen mehr enthalten durfte. Der Vorgang des Mixens wurde von allen Beteiligten äußerst kritisch beobachtet. Wenn der Leiter des Rituals die Kava Kava für sauber befand, wurde dies dem Zeremonienmeister mit dem Bastbündel signalisiert. Derjenige, welcher die Kava Kava zubereitet hatte, schenkte sie auch an die Gäste aus. Dies geschah mit Hilfe desselben Bastbündels, das schon zum Mixen verwendet worden war. Die Kava Kava wurde mit dem Bündel aus der Kava-Schale in mehrere Kokosnußschalenbecher »ausgehoben«. Jeder der Anwesenden bekam ungefähr einen Viertelliter serviert. Das Ausschenken des Kava-Getränks wurde mit verschiedenen, zur jeweiligen Gelegenheit passenden Gebeten begleitet. Eines dieser Gebete lautet:

»Hier ist Awa für Euch, Ihr Götter, sehet freundlich auf diese Familie hernieder, laßt sie gedeihen und sich vermehren und laßt uns alle gesund bleiben; laßt unsere Pflanzungen, unsere Früchte gut werden; verleiht uns Überfluß an Nahrung. Hier ist Awa für Euch, Ihr Kriegsgötter! Laßt für euch ein starkes Geschlecht in diesem Lande heranwachsen. Hier ist Awa für Euch, Ihr Windgötter! Kommt nicht an dieses, sondern geht über den Ozean an ein anderes Land.«

Gebet bei einer Kava-Zeremonie auf Samoa,
beschrieben von Louis Lewin 1886

Die Kava-Zubereitung folgt in ganz Ozeanien mit unwesentlichen Abweichungen in den verschiedenen Regionen annähernd gleichen Regeln.

Der Reisebericht eines Urlaubers auf den Fidschi-Inseln beschreibt das heutige modernere Ritual der Kava-Zubereitung:

»Ich konnte die Kava-Kava-Anwendung live während eines Fidschi-Urlaubs miterleben. Es war sehr interessant. Die Fidschianer (allerdings nur Frauen, insofern sollte ich besser Fidschianerinnen sagen) haben einfach ein paar Handvoll Wurzeln (nichts mit ›genau abmessen‹) in eine große Holzschale geworfen, dazu etwas lehmige Erde. Dann wurde Wasser dazugegossen, bis das Gefäß fast überschwappte. Reingespuckt oder direkt gekaut und eingespeichelt wurde nicht! Es folgte nun ein mindestens zweistündiges ununterbrochenes Rühren und Stampfen in der Schale mittels mehrerer Holzstößel. Dies war ein ganz offensichtlich sehr genußvolles gesellschaftliches Ereignis, denn es standen viele Frauen drumherum, die nichts taten. Alle unterhielten sich, lachten und sangen sehr viel. Alles war sehr harmonisch, wobei man sagen muß, daß die (heutigen) Fidschianer sowieso sehr friedfertig und freundlich sind. Das ›Getränk‹ sah für meine Augen sehr unappetitlich aus. Eine milchig-weiße trübe Brühe, in der jede Menge Schlamm und Pflanzenteile herumschwammen. Nach rund zwei Stunden wurde das Ganze durch ein grobes Sieb in Plastikeimer umgefüllt. Das Getränk wurde dann im Rahmen einer abendlichen Sing-, Tanz- und Feierzeremonie genossen. Man schöpfte mit Holztrinkschalen nach, und zwar sehr oft, denn für die erstrebte Wirkung braucht man recht erhebliche Mengen (bestimmt zwei Liter pro Person). Natürlich habe auch ich davon getrunken. Zunächst schmeckt es wie in Wasser suspendierter Schlamm, also unangenehm kratzend. Nach wenigen Sekunden stellt sich im ganzen Mund- und Rachenraum ein lokal anästhesierendes Gefühl ein, ähnlich dem durch unsere Halslutschpastillen mit Benzocain erzeugten Taubheitsgefühl. Um ehrlich zu sein, habe ich aber darüber hinaus von irgendwelchen rauschähnlichen Wirkungen nichts bemerkt. Müde bin ich auch nicht sonderlich geworden. Keinesfalls hat dieser original zubereitete Kava-Trank eine Wirkung erzeugt, die auch nur annähernd der von Alkohol entspräche; das Bewußtsein war, trotz der erheblichen Mengen, nicht im geringsten beeinträchtigt.«

Jochen Herdel

Heutzutage wird die Kava-Wurzel meist nicht mehr vorgekaut, sondern nur noch in Wasser eingeweicht. In Papua-Neuguinea soll es Regionen geben, in denen das traditionelle Kava-Kauen noch üblich ist. Das Kauen der Kava-Wurzel haben die Missionare vor mehr als einem Jahrhundert verboten. Allerdings nicht, um die Ausbreitung von Seuchen zu verhindern, was ja irgendwie verständlich gewesen wäre, sondern weil es sie vor der mit Speichel vermischten Kava-Masse ekelte. In einigen Gebieten Ozeaniens waren die Missionare sogar so um das Wohl ihrer Schäfchen besorgt, daß sie ihnen das Kava-Trinken völlig untersagten, aber dafür die Südsee-Insulaner an den Alkohol gewöhnten. Die Folgen dieses gewaltigen Mißgriffs sind teilweise heute noch erschütternd. Jedoch besinnt man sich in Ozeanien glücklicherweise in letzter Zeit wieder mehr auf die eigene kulturelle Herkunft, so daß die Kava-Rituale und der Verbrauch an Kava Kava wieder deutlich zunehmen.

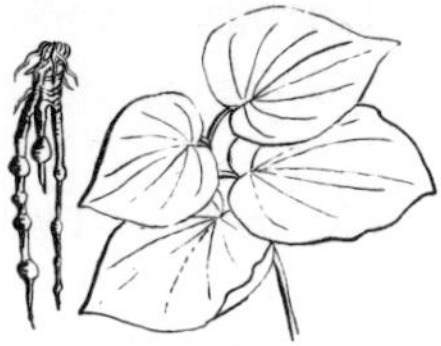

Wirkungen und Anwendungen von Kava Kava

Kava Kava in der modernen Medizin

Die ersten pharmakologischen Untersuchungen zu den Wirkstoffen der Kava-Pflanze, führte der Berliner Pharmakologe und Toxikologe Louis Lewin durch. Er veröffentlichte die Ergebnisse 1886 in seiner vielzitierten Abhandlung »*Über Piper methysticum (Kava Kava)*«. Der äußerst vielseitige Privatgelehrte verfügte über ein reichhaltiges Wissen in Geschichte, Geographie und Anthropologie. Seine Hauptwerke »*Gifte der Weltgeschichte*«, »*Gifte und Vergiftungen*« sowie »*Phantastica – die betäubenden und erregenden Genußmittel*« sind in zahlreichen Auflagen in aller Welt erschienen und werden zum Teil auch heute noch nachgedruckt. Er identifizierte einige der wirksamen Bestandteile der Kava-Droge, wie Methysticin und Yangonin (abgeleitet von *yangona*, dem Namen für Kava Kava auf den Fidschi-Inseln). Außerdem beschrieb er detailliert und umfassend den traditionellen Gebrauch der Droge und ihre Wirkung auf den Menschen:

»Ein sorgfältig bereitetes Kava-Getränk, in kleinen Mengen aufgenommen, bewirkt nur leichte Zustandsänderungen. Es stellt dann ein leicht stimulierendes Getränk dar, nach dessen Aufnahme Strapazen ertragen werden können. Es erfrischt den Körper nach

ermüdenden Anstrengungen, macht den Kopf klar und schärft die Geisteskräfte. Man fühlt sich danach frisch, behaglich und besonders wohl. Der Appetit mehrt sich, zumal, wenn man die Kawa eine halbe Stunde vor der Mahlzeit nimmt. (…) Nach nicht zu großen Mengen tritt ohne jede körperliche oder gemütliche Erregung das Gefühl einer glücklichen Sorglosigkeit, Behaglichkeit und Zufriedenheit auf. Es ist eine wirkliche Euphorie, die auch mit einer vermehrten Leistungsfähigkeit der Muskeln einhergeht. Die Sprache ist anfangs leicht und frei, und Gesicht und Gehör sind für feinere Eindrücke geschärft. Das Mittel äußert eine besänftigende Macht. Die Trinker werden nie ärgerlich, böse oder lärmend wie durch Alkohol. (…) Das Bewußtsein und die Vernunft bleiben erhalten. Sind etwas größere Mengen zugeführt worden, so werden die Glieder matt, die Muskelkräfte scheinen nicht mehr unter der Botmäßigkeit und Kontrolle des Willens zu stehen, das Gehen wird langsam und unsicher, die Leute sehen wie halbtrunken aus. Man fühlt das Bedürfnis, sich hinzulegen. Das Auge sieht die vorhandenen Gegenstände, will und kann sie aber nicht gehörig fixieren, ebenso wie das Ohr perzipiert, ohne sich über das Gehörte Rechenschaft geben zu können und zu wollen. Bei dem Trinker macht sich eine überwältigende Ermattung und ein jedes andere Gefühl beherrschendes Bedürfnis zu schlafen bemerkbar. Er wird somnolent und schläft schließlich ein. (…) Wenn das Getränk konzentriert ist, (…) tritt diese Berauschung viel schneller ein. Man findet die Trinker an der Stelle liegen, wo sie den Trank genommen hatten.«

Seit dem Jahr 1939 wird die Wirkung des Rauschpfeffers auf den Menschen mit modernen Untersuchungsmethoden erforscht. Dennoch herrschte in der Fachwelt noch lange Zeit Uneinigkeit über die Wirkungen von Kava Kava auf die menschliche Psyche. Läßt sich überhaupt eine Wirkung feststellen? Wird man von Kava Kava müde und schlapp, oder steigert sie die Aufmerksamkeit und Konzentration? Die unterschiedlichen Qualitäten der Kava-Wirkung lassen sich zum Teil auf Unterschiede im Gehalt an Wirkstoffen und deren Zusammensetzung im Getränk

zurückführen. Auch die Art und Weise, auf die der Trank zubereitet wird, beeinflußt das Wirkungspektrum der Inhaltsstoffe. Einerseits wird die Wurzel frisch verwendet und im Mund zerkaut, andererseits wird sie getrocknet und pulverisiert, um sie einem Trank beizumengen. Fein oder grob zerkleinert kommen Blätter, Stengel oder Sproßteile ebenfalls zur Anwendung. Die Hauptursache für die Unterschiede in der Wirksamkeit ist jedoch eine andere. Sie ist in der Verfügbarkeit der einzelnen Bestandteile im Organismus nach der Einnahme zu suchen. Diese Verfügbarkeit einer Substanz bezeichnet man auch als Bioverfügbarkeit. Hierunter versteht man den Mengenanteil der Substanz, der tatsächlich an den Ort im Körper, zum Beispiel dem Gehirn gelangt, an dem er seine eigentliche Wirkung entfalten soll. Die Bioverfügbarkeit eines Wirkstoffs hängt stark vom Löslichkeitsverhalten seiner Inhaltsstoffe ab. Damit sie gut und schnell aus dem Magen-Darm-Trakt in den Organismus aufgenommen werden kann, muß die Substanz möglichst stark wasserlöslich sein. Fettlösliche Stoffe gelangen nur in die Blutbahn, wenn sie als winzige Kügelchen fein im Wasser verteilt sind, also eine Emulsion bilden. Deshalb liefert zum Beispiel ein Stück Traubenzucker dem Körper sehr viel schneller Energie als ein Stück weiche Butter. Die wirksamen Inhaltsstoffe der Kava-Wurzel werden als »Kava-Pyrone« bezeichnet. Sie sind jedoch sehr schlecht wasserlöslich und können damit nur in geringem Umfang im Magen resorbiert werden.
Für die Optimierung der Bioverfügbarkeit und somit für die Wirksamkeit des Tranks ist also die Art und Weise der Zubereitung von entscheidender Bedeutung. Bei dem in der Südsee üblichen Kaltwasseransatz werden die Kava-Pyrone als feinste Kügelchen aus den Ölzellen des Pflanzengewebes gewaschen und so vom Organismus leichter aufgenommen. Läßt man das Gebräu längere Zeit stehen, setzen sich die Kügelchen jedoch an Pflanzenresten oder am Schüsselinneren als Harz ab und entgehen so ihrer eigentlichen Bestimmung, das heißt, sie gelangen gar nicht in den Magen. Die Tradition, Wurzelstücke zu zerkauen, einzuspeicheln und daraus einen Kaltwasserauszug herzustel-

len, scheint zu bewirken, daß die Kava-Pyrone besser in eine Emulsion übergehen und beim Trinken des frischen Getränks leichter resorbiert werden können. Hierdurch erhöht sich die Bioverfügbarkeit der Kava-Pyrone und damit die Wirksamkeit des Tranks. Aufgrund der wechselnden Zusammensetzung und dem dadurch wechselnden Wirkstoffgehalt eignet sich der Kaltwasserauszug nicht zur wissenschaftlichen Erforschung von Kava Kava. Eine genaue Dosierung, wie sie für wissenschaftliche Studien unter kontrollierten Bedingungen nötig ist, läßt sich damit nicht feststellen.

Zur besseren Beurteilbarkeit des Wirkungsspektrums von Kava Kava war es notwendig, die wirksamen Bestandteile weiter zu identifizieren und zu isolieren. Nachdem bereits Lewin das Methysticin und das Yangonin gefunden hatte, folgte in jüngerer Zeit die Entdeckung weiterer wichtiger Kava-Pyrone. Bislang sind acht verschiedene Substanzen identifiziert worden. Zu den zur Zeit bedeutendsten Bestandteilen gehören neben dem bereits erwähnten Methysticin und Dihydromethysticin, Kavain und Dihydrokavain. Heute gibt es zahlreiche Fertigarzneimittel mit einem standardisierten Gehalt von meist 60 oder 120 Milligramm Kava-Pyronen. Diese Kava-Pyrone liegen in Form eines Kava-Trockenextrakts vor. Zur Herstellung des Wurzeltrockenextrakts werden die nur schlecht wasserlöslichen Kava-Pyrone mit Hilfe von Alkohol als Lösungsvermittler aus dem Pflanzenmaterial gelöst. Dadurch können die wichtigen Kava-Pyrone fast vollständig extrahiert werden. Aus dem auf diese Weise gewonnenen Auszug wird durch Verdampfen des Alkohols das Trockenextrakt hergestellt. Anschließend wird mit modernster Analysetechnik der Anteil der Kava-Pyrone im Trockenextrakt bestimmt. Durch diese Verfahren ist man in der Lage, Medikamente mit standardisiertem Wirkstoffgehalt zu erzeugen und als Kapsel, Tablette, Filmtablette oder Dragee zu verkaufen. Erst dadurch ist eine vergleichende wissenschaftliche Untersuchung der Wirkungen von Kava Kava möglich geworden.

Hinsichtlich ihres Wirkspektrums unterscheiden sich die Fertigprodukte jedoch von einem nach traditionellem Vorbild bereiteten

Getränk. Die zahlreichen Begleitstoffe, die im Kaltwasserauszug neben den Kava-Pyronen mitgetrunken werden, modulieren und ergänzen möglicherweise die Effekte der bekannten Wirkstoffe. Dies soll am Beispiel des Kaffees verdeutlicht werden: Verantwortlich für die anregende Wirkung des Kaffees ist das Koffein. Es ist auch als Reinstoff in Tablettenform erhältlich. Alle erwünschten und unerwünschten Wirkungen des Kaffees lassen sich damit hervorrufen. In einer frisch aufgebrühten Tasse Kaffee sind jedoch Hunderte von verschiedenen Einzelstoffen gelöst. Allein die Aromastoffe bilden ein Gemisch aus über 600 Substanzen. Daß sie die reine Koffeinwirkung auf irgendeine Weise beeinflussen, scheint mehr als wahrscheinlich.
Viele Kava-Konsumenten ziehen das selbst zubereitete Getränk den Erzeugnissen der Pharmaindustrie vor. Es wird als »natürlicher« empfunden, seine Wirkung als harmonischer, sanfter und »runder« beschrieben. Schon allein die Herstellung des Tranks kann, ähnlich den Kava-Zeremonien der Südsee, einen deutlichen suggestiven Einfluß auf die erwartete Wirkung ausüben. Wohingegen das Schlucken einer Pille, besonders von Anhängern einer alternativen Medizin, mit »Chemie« und »Gift« assoziiert und als künstlicher oder gar schädlicher Eingriff in die natürlichen Vorgänge im Organismus angesehen wird.
In der Südsee wird das Getränk heute im allgemeinen so hergestellt: Zehn Gramm pulverisierte Kava-Wurzel werden mit 100 Milliliter Wasser vermischt, und das Ganze wird etwa zehn Minuten bei Raumtemperatur geschüttelt. Analysiert man diesen Auszug, so stellt man fest, daß rund 70 Milligramm Kava-Pyrone pro 100 Milliliter Auszug enthalten sind; was überraschend viel ist. Man geht davon aus, daß einige Begleitstoffe aus der Kava-Pflanze, die sowohl fett- als auch wasserlöslich sind, ähnlich wie bei der Herstellung mittels Alkohol als Lösungsvermittler für die schlecht wasserlöslichen Wirkstoffe dienen.

Wissenschaftlich untersuchte Wirkungen der Kava-Pflanze

Um die Wirkungen eines Heil- oder Arzneimittels systematisch erforschen zu können, sind Medikamente mit standardisiertem Wirkstoffgehalt unverzichtbar. Die Verabreichung der stets gleichen wirksamen Menge ist die Grundlage, um die unterschiedlichen Effekte der Wirkstoffe im Experiment zu vergleichen. Nur so kann herausgefunden werden, ob sich bestimmte Körperfunktionen durch den applizierten Wirkstoff beeinflussen lassen. In zahlreichen Versuchen an unterschiedlichen Tierarten wurden die Einzelwirkungen des Kava-Trockenextrakt herausgearbeitet.

(Anmerkung der Verfasser:
Auf den folgenden Seiten werden einige Versuchsreihen mit Wirbeltieren beschrieben. Die Verfasser dieses Buches sind der Meinung, daß einige dieser Tierversuche unbegründet und deshalb vermeidbar sind.)

Sedierende Wirkung

Unter dem Begriff »Sedativa« faßt man die landläufig als »Beruhigungsmittel« oder »Tranquilizer« bezeichneten Medikamente zusammen. Ihnen gemeinsam ist ein dämpfender Effekt auf das Nervensystem und Gehirn. Wobei sie grundsätzlich vier verschiedene Wirkungen haben, die je nach Einzelsubstanz unterschiedlich stark in den Vordergrund treten können. Hauptsächlich werden sie zur Beruhigung (Sedierung) sowie zur Dämpfung von Angstzuständen (Anxiolyse) eingesetzt. Daneben haben sie noch einen muskelentspannenden Effekt und eine schlaffördernde Wirkung. In Abhängigkeit von der Dosierung treten diese Einzelwirkungen in folgender Reihenfolge auf: Angstlösung, Beruhigung, Muskelentspannung und schließlich Schlaf.
Die bekanntesten Vertreter der Sedativa sind sicher die Benzodiazepine, zu denen auch das Diazepam (Valium®) gehört. Nicht

ganz so populär sind Barbiturate. Trotz verschiedener Angriffspunkte beeinflussen die meisten von diesen Mitteln das sogenannte limbische System im Gehirn des Menschen. Dieses System aus Nervenbahnen stellt einen entwicklungsgeschichtlich sehr alten Gehirnanteil dar und verbindet den Hirnstamm, der die Organfunktionen steuert, mit der Großhirnrinde, welche Sitz der »höheren« Gehirnleistungen ist. Im limbischen System werden äußerliche Wahrnehmungen emotionell bewertet, das heißt eine neutrale Wahrnehmung wird hier mit einem Gefühl assoziiert. Sehen wir beispielsweise ein Raubtier in freier Wildbahn auf uns zukommen, wird diese Wahrnehmung im limbischen System mit Angst bewertet, und wir laufen weg oder flüchten auf einen Baum. Es regelt also unsere Gefühle und unser Triebverhalten und verknüpft diese mit bestimmten Organfunktionen. Wahrscheinlich ist es auch für das Gedächtnis von Bedeutung. Durch die Einflußnahme auf das limbische System entfaltet auch Kava Kava ihre beruhigende Wirkung. Diese geht jedoch nicht mit Müdigkeit einher.
Beim Kaninchen wurden nach Gabe von Kava-Pyronen Veränderungen der Hirnströme im EEG (Elektroenzephalogramm) festgestellt, wie sie durch andere Beruhigungs- und Schlafmittel auch hervorgerufen werden. Ähnlich wie bei den Benzodiazepinen zeigte sich eine Verringerung der Nervenaktivität im limbischen System, was als Ausdruck einer Dämpfung der emotionalen Erregbarkeit und einer Steigerung der Stimmungslage interpretiert wurde. Im Tierexperiment konnte nachgewiesen werden, daß die Kava-Wirkstoffe besonders am Mandelkern (*Nucleus amygdaloideum)*, einem Teil des limbischen Systems, angreifen. Der Mandelkern gilt als das Hirnareal, welches aggressive Verhaltensweisen kontrolliert und steuert. Beim Kava-Trinker werden keine aggressiven Impulse beobachtet, er wird nicht angriffslustig und ist auch nicht imstande, Haßgefühle zu entwickeln. Versuche zur Beeinflussung des Aggressionsverhaltens wurden bisher noch nicht durchgeführt. Allerdings könnten Menschen, die leicht erregbar sind und dadurch krank werden, von einer Therapie mit Kava Kava sicherlich profitieren.

Im Gegensatz zu den synthetischen Sedativa kommt es jedoch unter Kava Kava zu keiner Beeinflussung des Bewußtseins. Das Bewußtsein bleibt klar und der Verstand unbeeinträchtigt. Ein Rauschzustand, wie beispielsweise beim Genuß von Alkohol tritt nicht ein. Der Name »Rauschpfeffer« ist daher etwas irreführend.

Muskelrelaxierende (muskelentspannende) Wirkung

Eine Bewegung kommt zustande, indem ein vom Gehirn entwickeltes und in Gang gesetztes »Bewegungsprogramm« über das Rückenmark und die sogenannten Spinalnerven (Rückenmarksnerven) zur Skelettmuskulatur geleitet wird. Der Nervenimpuls veranlaßt die Muskeln zum Zusammenziehen (Kontraktion), über Sehnen und Bänder wird die Muskelbewegung auf das Skelett und den Körper übertragen. Im Ruhezustand ist die Muskulatur jedoch nicht vollständig entspannt, es besteht eine gewisse »Vorspannung«, die als Grundtonus bezeichnet wird. Dieser Grundtonus ist zum Beispiel bei einem Muskelkater nach einer anstrengenden Bergwanderung erhöht. Muskelrelaxierende Substanzen erniedrigen den Grundtonus und vermindern dadurch die Muskelspannung. Muskelrelaxierende Medikamente, die zur Narkose bei Operationen verwendet werden, führen zu einer so starken Erniedrigung der Muskelspannung, daß überhaupt keine Bewegung mehr möglich ist. Diese extreme Muskelentspannung ist durch die Einnahme von Kava Kava jedoch nicht zu erreichen. Ähnlich wie die Benzodiazepine führt Kava Kava zu einer Lockerung der Muskulatur, die sich bei höherer Dosierung auch durch eine Einschränkung der Bewegungskoordination bemerkbar machen kann.

Bei psychischer Belastung oder in Streßsituationen ist der muskuläre Grundtonus meist erhöht, man fühlt sich »verspannt«. Verspannungen, beispielsweise der Nackenmuskulatur, können Kopfschmerzen bereiten und somit die körperliche Streßsituation verstärken, was wiederum zu einer Verstärkung der Nackenver-

spannungen und der Kopfschmerzen führt und von uns als eine zusätzliche psychische Belastung empfunden wird. Auch Fehlhaltungen aufgrund von Schmerzen im Bewegungsapparat oder schlecht ausgebildeter Stützmuskulatur können zur einer Verspannung der Muskulatur führen. Der relaxierende Einfluß der Kava-Pyrone auf die Muskulatur wurde an Mäusen besonders deutlich nachgewiesen. Die Abnahme der Muskelspannung zeigte sich zum Beispiel daran, daß sich die Mäuse unter Kava-Einfluß nicht mehr an einem senkrecht stehenden Gitter festhalten konnten. Bei Laufradversuchen traten Gleichgewichtsstörungen auf. Bei Kaninchen bewirken die Kava-Pyrone, besonders Yagonin, eine fast völlige Unterdrückung der Muskelbewegung. Dies wird durch den Angriff der Kava-Pyrone auf Bewegungszentren im Gehirn verursacht, nicht durch eine Blockade der Nervenimpulsübertragung auf den Muskel, wie es bei den Muskelrelaxantien mit curareartiger Wirkung der Fall ist. Curare ist das Pfeilgift der südamerikanischen Indianer, es verhindert an der sogenannten »motorischen Endplatte« die Übertragung des vom Gehirn kommenden Nervensignals auf den Muskel. Ein von einem vergifteten Pfeil getroffenes Tier stirbt an Atemlähmung.
Kava Kava führt also nicht »nur« zu einer psychischen, sondern auch zu einer körperlichen Entspannung. Dieser Effekt wird zur Behandlung von inneren Unruhe- und Spannungszuständen genützt.

Analgetische (schmerzlindernde) Wirkung

Analgesie bedeutet die Aufhebung oder Unterdrückung des Schmerzempfindens im gesamten Organismus. Die höchste analgetische Potenz und dabei die kürzeste Wirkdauer wurde nach der Gabe von Dihydrokavain registriert. Im Tierversuch sank die Schmerzempfindlichkeit von Mäusen rund zehn Minuten nach der Verabreichung des Kava-Pyrons. Wurde der Schwanz der behandelten Tiere in 48° C heißes Wasser getaucht, konnte eine Zunahme der Reaktionszeit auf den Schmerzreiz von 20 auf rund 50

Sekunden verzeichnet werden. Der schmerzlindernde Effekt korrelierte dabei mit dem Nachlassen des Muskeltonus, wobei die Verringerung der Muskelspannung ausgeprägter ist.

Antikonvulsive Wirkung

Darunter versteht man einen krampfunterdrückenden Effekt. Dabei handelt es sich nicht um die schmerzhaften Verkrampfungen der Muskulatur, die durch Überbeanspruchung oder durch ein Ungleichgewicht in den Blutsalzkonzentrationen verursacht werden. Hier sind vielmehr cerebrale, also vom Gehirn ausgehende, Krämpfe gemeint. Es wird zwischen tonischen und klonischen Krämpfen unterschieden. Beim tonischen Krampf kommt es zur Dauerkontraktion der Muskeln, beim klonischen treten rhythmische, kurzdauernde Zuckungen auf, wie sie bei der Epilepsie beobachtet werden.
Die Kava-Pyrone sind in geeigneter Dosierung in der Lage, tonische Krämpfe zu unterdrücken. In der traditionellen Medizin nutzte man diese Eigenschaft in der Behandlung der Brechnußvergiftung. Die Brechnuß, die das Gift Strychnin enthält, wurde früher als Brech- und Abführmittel gebraucht. Bei uns ist Strychnin als »Rattengift« bekannt. Es bewirkt beim Warmblüter in höheren Dosen heftige Krämpfe und den Tod durch Atemlähmung. Diese vorwiegend tonischen Krämpfe können durch Kava Kava erfolgreich und oft lebensrettend unterbrochen werden. Im Tierversuch zeigten sich Kavain und Dihydrokavain als besonders wirksame Antidote (Gegengifte) gegen Strychnin. Als Medikament zur Behandlung von Epilepsie ist Kava Kava jedoch völlig ungeeignet. Im Gegensatz zu den Barbituraten und den Benzodiazepinen, die bei der Therapie von epileptischen Krampfanfällen häufig und erfolgreich eingesetzt werden. Bei klonischen Krämpfen sind die Kava-Pyrone nicht antikonvulsiv wirksam – mehr noch: Sie können die Krämpfe noch verstärken, eine Eigenschaft, die sie mit den als Lokalanästhetika verwendeten Substanzen wie Procain und Kokain gemeinsam haben. Hier könnte ein ähnlicher Wir-

kungsmechanismus vorliegen, zumal die Kava-Pyrone auch anästhetisch wirken.

Lokalanästhetische Wirkung

Anästhesie bedeutet im weitesten Sinn die Unempfindlichkeit des Nervensystems gegenüber äußeren Reizen. Im medizinischen Sprachgebrauch versteht man darunter Verfahren zur vorübergehenden Ausschaltung des Schmerzempfindens. Neben der Allgemeinanästhesie oder Vollnarkose gibt es mehrere Methoden der örtlichen Betäubung. Dabei werden die Lokalanästhetika zum Beispiel in Salben, Gelen oder Sprays auf die Haut oder die Schleimhäute aufgetragen oder, um eine ausgeprägtere Anästhesie zu erzielen, direkt in das zu betäubende Gebiet gespritzt. Kokain und einige davon abgeleitete Substanzen verfügen ebenso über lokalanästhesierende Eigenschaften wie die Kava Kava. Schon Lewin beschrieb diese lokale Wirkung:

»Bei Kauen der Wurzel spürt man anfangs gewürzhaften, leicht bitteren, später prickelnden, wohl auch scharf stechenden und beißenden Geschmack, je nach der Menge der gekauten Substanz. Solange das Kauen andauert und auch noch einige Minuten länger, besteht vermehrte Speichelsekretion. Der Speichel färbt sich ebenso wie die Zunge gelblich oder gelbbraun. Nachdem der stechende Geschmack etwa eine Minute lang bestanden hat, tritt eine gewisse Art von Taubsein der Zunge auf, das mit einer Abnahme der Empfindung gegenüber Berührung einhergeht. Dasselbe kann viele Minuten anhalten und klingt dann allmählich bis zum vollkommenen Verschwinden ab.«

Die anästhesierende Wirkung der Kava-Pyrone wurde im Tierversuch belegt. Kavain, Dihydrokavain, Methysticin und Dihydromethysticin erwiesen sich schon in Konzentrationen ab 0,25 Prozent als deutlich betäubend wirksam. In Konzentrationen von einem Prozent führten sie zur kompletten Schmerzausschaltung. Die oberflächenanästhetische Wirkung der Kava-Pyrone entsprach annähernd derjenigen des Kokains. Wurden die Kava-

Pyrone jedoch zur sogenannten Infiltrationsanästhesie ins Gewebe eingespritzt, waren sie im Vergleich mit Procain, einem »richtigen« Lokalanästhetikum, mehr als dreimal schwächer wirksam.
Als weitere Gemeinsamkeit der Kava-Pyrone mit bestimmten Lokalanästhetika ist die Unterdrückung von Herzrhythmusstörungen zu nennen, ein weiteres Indiz für einen gemeinsamen Wirkmechanismus der beiden Stoffgruppen. Man vermutet, daß die Wirkungen durch die Blockade sogenannter Natrium-Kanäle vermittelt werden. Diese Kanäle spielen bei der Fortleitung von elektrischen Impulsen in den Nerven oder der Muskulatur, insbesondere der Herzmuskulatur, eine entscheidende Rolle. Werden sie blockiert, können die Signale, die zum Beispiel Schmerzempfinden vermitteln, nicht mehr an das Gehirn weitergeleitet werden.

Antiarrhythmische Wirkung

Antiarrhythmika sind Medikamente, die zur Behandlung von Herzrhythmusstörungen eingesetzt werden. Der Herzmuskel besitzt ein spezielles System von Zellen, das Reizleitungssystem, durch das sich der elektrische Impuls, der die Kontraktion der Herzmuskulatur auslöst, über das gesamte Organ ausbreitet. Normalerweise wird der elektrische Impuls in einem als Sinusknoten bezeichneten kleinen Areal im rechten Herzvorhof gebildet und breitet sich zunächst über die beiden Vorhöfe aus. Dann wird er mit einer geringen Verzögerung auf die beiden Herzkammern übergeleitet. Dabei kontrahiert sich das Herz in einer koordinierten Bewegung und kann so eine optimale Leistung erbringen. Bei bestimmten Herzrhythmusstörungen kontrahieren sich die Zellen von Herzmuskelanteilen vollkommen asynchron und chaotisch. Dies mindert zum Beispiel beim »Vorhofflimmern« die Herzleistung deutlich, beim tödlichen »Kammerflimmern« kommt der Blutkreislauf sogar ganz zum Erliegen. Als Extrasystolie bezeichnet man das Auftreten von Herzschlägen, deren auslösender Impuls nicht im Sinusknoten, sondern in irgendeinem anderen Herzmuskelan-

teil gebildet wurde. Diese »Extraschläge« können beispielsweise Kammerflimmern auslösen.
Die Kava-Pyrone erwiesen sich im Tierversuch als wirksam bei der Unterdrückung von experimentell herbeigeführten Rhythmusstörungen. Sie verhalten sich hier ähnlich wie die Lokalanästhetika und wirken insgesamt dämpfend auf die Herzfunktion. In der Therapie der Herzrhythmusstörungen spielen die Kava-Pyrone bislang allerdings noch keine Rolle.

Neuroprotektive Wirkung

Sauerstoffmangel im Gehirn führt schon nach wenigen Minuten zum Absterben und damit zum unwiederbringlichen Verlust von Nervenzellen. Beim Schlaganfall kommt es auf Grund einer Durchblutungsstörung zum Sauerstoffmangel, in dem betroffenen Hirnbereich gehen die Zellen unter, es entsteht ein Infarkt. Substanzen, welche diesen Zelluntergang hemmen können, werden als neuroprotektiv wirksam bezeichnet.
Bei Mäusen blieb nach einem künstlich erzeugten Schlaganfall unter der Einwirkung von Kava-Trockenextrakt der Infarktbereich bedeutend kleiner. Auch unter der Gabe von Methysticin und Dihydromethysticin, zeigte sich dieser Effekt; Kavain, Dihydrokavain und Yangonin waren jedoch wirkungslos. Daß die vorsorgliche Einnahme von Kava Kava beim Menschen einen Schlaganfall verhüten oder zumindest mildern kann, ist zwar theoretisch denkbar, wissenschaftlich jedoch nicht belegt.

Narkosepotenzierung

Als Narkose bezeichnet man die absichtlich herbeigeführte vorübergehende Funktionshemmung der höheren Zentren des Gehirns, um damit Bewußtlosigkeit und Schmerzlosigkeit für operative Eingriffe zu bewirken. Medikamente, die eine Narkose herbeiführen können, nennt man Narkotika oder Betäubungsmit-

tel. Bekannte Vertreter dieser Arzneimittelgruppe sind die Opiate und Opioide, Abkömmlinge des Opiums, und die bereits erwähnten Barbiturate.
Wie alle Substanzen, die einen hemmenden Einfluß auf das Zentralnervensystem ausüben, verstärken und verlängern auch die Kava-Pyrone die narkotische Wirkung von Betäubungsmitteln. Speziell bei Dihydromethysticin ist diese Wirkung stark ausgeprägt. Die Kombination von Dihydromethysticin mit dem Narkotikum Hexobarbital führte im Experiment zu einer deutlichen Verlängerung der Narkosezeit: während sich durch die alleinige Verabreichung von Hexobarbital eine Narkosedauer von zwei Stunden beobachten ließ, lag die Narkosezeit nach Gabe der Kombination bei bis zu 27 Stunden. EEG-Untersuchungen zeigten außerdem, daß die Kava-Pyrone dabei auch die Narkose vertiefen. Im medizinischen Alltag hat diese Nakosepotenzierung keine praktische Bedeutung; derartige Erkenntnisse helfen aber, die pharmakologischen Eigenschaften und Wirkmechanismen der Kava besser zu verstehen.

Traditionelle Anwendungsgebiete von Kava Kava in Ozeanien von A bis Z

Auch in der Gegenwart ist die Kava-Pflanze noch ein wichtiger und integrierter Bestandteil des alltäglichen Lebens der Inselbewohner Ozeaniens. Kava Kava dient ihnen als Genußmittel, findet Verwendung bei spirituellen und religiösen Zeremonien sowie als Heilmittel in der traditionellen Medizin. Die Polynesier und Melanesier konsumieren Kava Kava, wie die Menschen in anderen Teilen der Welt Kaffee oder Tee. Das Trinken von Kava Kava ist seit beinahe 1000 Jahren ein bedeutendes Element in der Kultur der Insulaner. Aus diesem Grund wird Kava Kava bei zahlreichen gesellschaftlichen Anlässen gereicht, bei politischen Zusammenkünften ebenso wie beim sogenannten Stammespalaver. Daneben ist Kava Kava auch ein Begrüßungsgetränk und wird zur festlichen Bewirtung von Gästen verwendet. Als Königin Viktoria von England zum ersten Mal die Südseeinseln Polynesiens und Melanesiens besuchte, bekam sie zur Begrüßung einen Kava-Aufguß zu trinken. Von der angenehmen entspannenden Wirkung soll sie sehr angetan gewesen sein. Die Zubereitung des Tranks erfolgt in allen Inselgebieten Ozeaniens nach ähnlichen, festgelegten Regeln. Natürlich sind diese auch schon innerhalb einer Inselregion leichten Variationen unterworfen. Grundsätzlich wird der Trank zunächst in Begleitung von traditionellen Gesängen aus der ganzen Kava-Kava-Wurzel hergestellt. Das fertige Getränk wird danach vom Stammeshäuptling oder einem hohen Priester an die Teilnehmer der Kava-Zeremonie ausgeschenkt. Zur Zeremonie gehören auch verschiedene Gebete sowie rituelle Lieder und Tänze. Im Rahmen einer solchen Feierlichkeit werden mehrere Runden des Getränks ausgeteilt, was manchmal in einer äußerst ausschweifenden Feier enden kann. Neben der Anwendung bei religiösen Anlässen wird Kava Kava auch zur Einführung von Jugendlichen in die Gesellschaft der Erwachsenen gereicht. Diese Initiationsriten sind in manchen Gegenden der Südsee von regelrechten Kava-Gelagen begleitet, die den Jugendlichen den Schritt ins Erwachsenenleben erleichtern sollen.

Die Wurzel, das sogenannte Rhizom, wird auch zu Ehren der Götter geopfert, um diese milde zu stimmen. Die Insulaner hoffen auf diese Weise ihr Leben, ihre Gesundheit oder den Ertrag der Ernte günstig beeinflussen zu können. Auf einigen der polynesischen Südseeinseln wird die Pflanze zur Zauberei verwendet. Besonders beliebt ist die Kava-Wurzel in der sogenannten Schwarzen Magie. Ein *elioro* genanntes Ritual dient dem Aussenden von Krankheit oder Tod an eine unliebsame Person. Dabei bespricht der Zauberer eine Kava-Wurzel mit magischen Formeln. Danach wird die »magische Wurzel« an einem Ort vergraben, von dem man annimmt, daß das Opfer daran vorbeikommt. Betritt das ahnungslose Opfer die Stelle, so gerät es angeblich in den Bann des Zaubers. Kurze Zeit darauf soll der Betroffene dann erkranken oder sogar sterben.

Überwiegend findet Kava Kava jedoch als Heilmittel breite Ver-

wendung. In der traditionellen Medizin der Insulaner werden damit die unterschiedlichsten Erkrankungen und Störungen des Körpers behandelt. Die Art und Weise wie mit der Kava-Wurzel therapiert wird, basiert dabei auf jahrhundertealten Überlieferungen. Bevorzugt setzt man Kava Kava bei **Angstzuständen, Schlaflosigkeit und Schlafstörungen** ein. Die entspannende und beruhigende Wirkung der Kava-Inhaltsstoffe schätzen die einheimischen Medizinmänner sehr. Kava Kava ist ein hervorragendes Schlafmittel und wirkt sowohl bei Ein- als auch Durchschlafstörungen, egal in welchem Alter diese auftreten. Durch die Einnahme kommt es zu praktisch keinen nennenswerten Nebenwirkungen. Vor allem die als »Hangover« bezeichnete Müdigkeit am Morgen, welche bei anderen Beruhigungsmitteln vorkommt, tritt nicht auf. Die Wirkung setzt meist sofort ein. Je nach Dosis beträgt die Schlafdauer zwischen zwei und acht Stunden. Viele Polynesier und Melanesier, die Kava Kava zur Behandlung von Schlaflosigkeit nutzen, berichten von unzusammenhängenden Träumen oder erotischen Visionen. Besonders in der älteren Literatur finden sich solche Angaben, wonach Kava Kava eine halluzinogene Wirkung auslösen soll. Autoren, die über reichlich Eigenerfahrung verfügen, führen diese Schilderungen auf den in einigen Gegenden üblichen Zusatz von *Datura metel*, einer Stechapfelart, zurück, von der bekannt ist, daß sie halluzinogene Eigenschaften besitzt.
Ähnlich wie Kokain besitzt auch Kava Kava eine betäubende Wirkung auf die Schleimhäute des Körpers. Aus diesem Grund empfindet man nach dem Trinken des Kava-Getränks ein Gefühl der Pelzigkeit auf der Zunge und im Rachen. Die Insulaner machen sich diesen »lokalanästhesierenden« Effekt zunutze, indem sie die Blätter der Pflanze auf **Insektenstiche** oder **Bisse von Riesentausendfüßlern** und **giftigen Fischen** legen. Quälender **Husten**, wie er bei einem grippalen Infekt auftritt, wird durch das Kauen frisch geernteter Blätter gelindert. **Halsentzündungen oder -schmerzen** werden mit einem Kaltwasserauszug aus Teilen des Pflanzenstengels behandelt.
Wird das Extrakt der Kava-Wurzel in höheren Dosierungen verabreicht, entfaltet sich dessen schmerzlindernde Wirkung auf den

gesamten Organismus. Die Medizinmänner der Südseeinseln nutzen den betäubenden Effekt bei der äußerst schmerzhaften Prozedur des Tätowierens, die teilweise noch zu den Initiationsriten gehört.
Die Kava-Pflanze soll den Überlieferungen und Gerüchten zufolge auch eine aphrodisierende, also eine luststeigernde Wirkung haben. **Aphrodisiaka,** die Zaubermittel der griechischen Liebesgöttin Aphrodite sollen helfen, unsere Gefühlswelt intensiver zu erleben. Sie verstärken angeblich das menschliche Empfinden für Erotik und Sexualität. Schon immer boomte das Geschäft mit Aphrodisiaka. Seit undenklichen Zeiten ist der Mensch auf der Suche nach einem Mittel, welches Liebe und Lust erzeugen soll, wo keine vorhanden ist. Ärzte und Pharmakologen stehen den Aphrodisiaka allerdings meist ablehnend gegenüber. Sogar das in Afrika hochgeschätzte Yohimbin wird wegen der Nebenwirkungen und seiner angezweifelten Wirkung von den Fachleuten wenig geschätzt.
Auch die Meinungen über die aphrodisierende Wirkung von Kava Kava sind momentan zweigeteilt. So berichten Reisende unter anderem darüber, daß sie nach dem Genuß von Kava-Getränken erotische Träume hatten, andere wiederum erzählten, daß ihre sexuelle Lust bei Kava-Genuß deutlich abgenommen hätte. Vermutlich wird die sexuelle Lust durch die einmalige Einnahme einer hohen Dosis Kava gesteigert, nimmt aber beim längerfristigen Einsatz wieder eher ab. Die exakte Untersuchung der luststeigernden Wirkung ist äußerst schwierig. Es wird wohl niemals absolute Sicherheit bezüglich der luststeigernden Effekte einer Pflanze geben. Dabei spielen nämlich so viele Faktoren eine Rolle, daß keine Studie und Untersuchungsreihe der Welt eindeutige Beweise liefern kann. Vermutlich beruhen die Berichte über die aphrodisierende Wirkung eher auf den Umständen, unter denen Kava Kava eingenommen wurde. So wird beispielsweise der unter Angststörung leidende Mensch in Deutschland weniger Luststeigerung verspüren als der Urlauber, der auf Fidschi Urlaub macht und an einem Kava-Ritual teilnimmt. Schon das Ritual allein hat sicherlich eine gewisse erotische Wirkung. Falls bei Ihnen ein lust-

steigernder Effekt auftreten sollte, freuen Sie sich darüber. Wenn nicht, seien Sie bitte nicht enttäuscht, und genießen Sie trotzdem Ihre bessere Gemütsverfassung.

Die folgenden Erfahrungsberichte über die Wirkungsweise von Kava Kava aus unserem Kulturkreis sind Ergebnisse von Befragungen per Telefon und Fax sowie Recherchen im Internet:

»Alle Quellen besagen, daß Kava Kava erst gekaut und dann in Wasser eingeweicht werden muß, um richtig zu wirken. Ich habe 15 Gramm abgewogen, zwei Teelöffel davon eingeworfen und begann zu kauen. Schmeckte wie Stroh, vermischt mit Seife, daneben etwas scharf und zusammenziehend. Nach kurzer Zeit stellte sich eine Betäubung der Mundschleimhaut ein (als wenn ich ein Schleimhautanästhetikum genommen hätte), was mir bewies, daß offensichtlich irgendwas in den holzigen Wurzelstücken drin war. Der sehr reichlich fließende Speichel darf laut Lewin bei der Prozedur nicht geschluckt werden, sondern muß in ein Gefäß mit wenig Wasser gespuckt werden, zusammen mit den möglichst zu Brei zerkauten Holzstückchen. Nach drei Mundvoll gab ich die eklige Prozedur auf und verkürzte sie, indem ich den Rest in einer Handmühle zermahlte, wobei sich einiges Harz zeigte. Das Holzmehl kaute ich kurz durch, da angeblich Enzyme des Speichels eine Rolle spielen. Nachdem ich das Ganze eine Stunde stehengelassen habe, seihte ich die Mischung ab und trank sie, was sich im Vergleich zum Kauen vorher als problemlos erwies. Etwa innerhalb von 15 Minuten setzte starke Beruhigung, leichte Gleichgültigkeit und Euphorie ein, die nach etwa einer Stunde voll ausgeprägt war. Die Wirkung ist der von Tranquilizern vergleichbar, aber angenehmer, weniger künstlich. Ach ja, hungrig wurde ich dann auch schnell und irgendwie machte das Essen mehr Spaß. Das Ganze hielt an, bis ich nach etwa drei Stunden ins Bett ging. Irgendwelche Nach- oder Nebenwirkungen konnte ich nicht feststellen, außer vielleicht, daß ich mich plötzlich stark zu meiner Freundin hingezogen fühlte. Bei mehreren späteren Versuchen, auch mit geringeren Mengen und ohne Kauen, nur die gemahlene

Wurzel über Nacht eingeweicht und abgeseiht, trat die sexuell anregende Wirkung wieder auf. Der sexuelle Akt wurde von mir deutlich intensiver erlebt, die Erektion war stärker als sonst. Das und das stürmischere Verhalten wurden auch von meiner Freundin, die selbst nichts eingenommen hatte, deutlich wahrgenommen und durchaus positiv erlebt.«

Stefan R.

»Der Rausch ähnelt dem Alkoholrausch, es kommt zu einer kurzen Euphorie, Entspannung und die sozialen Hemmungen sinken. Aber es gibt keinen Kater. Viele enttäuscht es, daß die geistige Wachheit nicht beeinträchtigt wird, obwohl sie glücklich und zufrieden werden. Sie lehnen die ungewohnte Nüchternheit ab und fliehen zurück in die Benommenheit des Alkohols.«

Verena S.

»Ich habe es so probiert: 30 Gramm Kava-Wurzelpulver in 500 Milliliter Wasser, fünf Minuten gekocht und dann für 24 Stunden in den Kühlschrank gestellt. Danach langsam getrunken. Eindruck: Noch nie so etwas Widerliches getrunken, lokalanästhesierende Wirkung (Lippen und Mund werden völlig taub), ein echt ekliger Brei. Aber mit deutlicher Wirkung, die leider ziemlich schwer zu beschreiben ist. Eine deutliche Entrücktheit beziehungsweise Veränderung der Wahrnehmung meiner Umgebung. Dabei allerdings geistig erstaunlich klar. Fazit: Nicht noch mal, es ist einfach zu eklig. Es sei denn jemand kennt ein besseres Rezept, obwohl ich bezweifle, daß man diesen Geschmack irgendwie überdecken kann.«

Sabine V.

Ethno-medizinische Quellen berichten außerdem über die Anwendung von Kava Kava bei **Migräne und Kopfschmerzen**. Auch **rheumatische Beschwerden** wie Muskel- und Gelenkschmerzen können damit günstig beeinflußt werden. Daneben gibt es auch Angaben, wonach die Kava-Wurzel bei einem **Bandscheibenvorfall** helfen soll. In all diesen Fällen wird die muskelentspannende

und krampflösende Wirkung genützt. Darauf begründet sich auch die traditionelle Anwendung bei **Bauchschmerzen und -krämpfen** vor beziehungsweise während der **Menstruation**.
Zahlreiche weitere, zum Teil auch gegensätzliche Anwendungsgebiete sind in der Ethno-Medizin überliefert: Dazu gehören zum Beispiel die **chronische Blasenentzündung** oder **starker Harndrang**. Kava Kava findet Anwendung als **Appetitzügler** zur Gewichtsreduktion, gilt aber auf der anderen Seite auch als appetitanregend und wird in der **Rekonvaleszenz** verabreicht. Hilfreich soll die Kava-Pflanze auch zur Beseitigung von **Magenbeschwerden** sein. Hebammen haben sie zur **Erleichterung des Geburtsvorgangs** und zur **Anregung und Steigerung der Milchbildung** verwendet. In vielen Quellen ist auch die Anwendung von Kava Kava bei **Gonorrhöe**, dem sogenannten Tripper, einer durch Bakterien verursachten Geschlechtskrankheit, erwähnt. Die Wirksamkeit ist in diesen Fällen aber wissenschaftlich nicht belegt, sondern ausschließlich überliefert.

In den nachfolgenden Abschnitten werden Rezepturen und Anwendungen von natürlichen Kava-Produkten beschrieben. Für die Anwendung von apothekenpflichtigen Präparaten weisen wir Sie ausdrücklich darauf hin, daß Kava-Fertigarzneimittel nur zur Behandlung von Ängsten und Angststörungen zugelassen sind.
Wenn wir in unseren Beispielen von einer Kapsel Kava Kava sprechen, gehen wir davon aus, daß eine Kapsel einen Wirkstoffgehalt von 100 Milligramm Kava-Pyronen enthält. Beachten Sie aber bitte, daß der Wirkstoffgehalt der verschiedenen Kava-Fertigarzneimittel zwischen 50 und 300 Milligramm pro Kapsel oder Tablette schwanken kann. Der Gehalt an Wirkstoff in Tropfen liegt meist bei 25 Milligramm pro Milliliter. Wenn wir Ihnen empfehlen, eine Kapsel Kava Kava zu nehmen, lesen Sie bitte im Beipackzettel Ihres Produktes nach, wie viele Milligramm Kava-Pyrone Ihr Produkt enthält, und dosieren Sie es dann so, daß Sie 100 Milligramm davon zu sich nehmen.
Die Beschwerde- und Krankheitsbilder *Erleichterung des Geburtsvorgangs* und *Steigerung der Milchbildung* werden hier nicht auf-

geführt, da die Nebenwirkungen von Kava Kava während der Schwangerschaft nicht ausreichend untersucht sind. Auch zur *Gonorrhöe* geben wir keine Anleitung zur Selbstbehandlung mit Kava Kava, da hier dringend eine Behandlung mit Antibiotika erforderlich ist. Die Südsee-Insulaner setzten zwar Kava Kava zur Behandlung dieser Krankheiten ein, aber nur mangels besserer Alternativen. Wirkliche Heilungserfolge konnten nicht beobachtet werden.

Asthma

Der Begriff Asthma ist so alt wie die Medizin selbst und läßt sich bis zu Hippokrates zurückverfolgen. Man versteht darunter Anfälle von Atemnot, die plötzlich und unerwartet auftreten und – nach verschieden langer Dauer – relativ rasch wieder verschwinden. Zwischen den einzelnen Anfällen sind die Patienten weitgehend beschwerdefrei. Die Atemnot wird durch eine Verengung der Bronchien verursacht, wodurch vor allem die Ausatmung erschwert wird. Solche Anfälle können dramatische Ausmaße annehmen und ohne sofortige notfallmedizinische Behandlung auch tödlich verlaufen. Die Bronchienverengung wird häufig durch eine allergiebedingte Entzündung der Bronchialschleimhaut ausgelöst. Die bei Rauchern häufige chronische Bronchitis, der sogenannte Raucherhusten, kann im Laufe der Zeit ebenfalls in ein asthmaähnliches Krankheitsbild übergehen.

Das Asthma ist eine weitverbreitete Erkrankung und verschont auch die Südsee-Insulaner nicht. Da die Medizinmänner bei anderen Erkrankungen gute Erfahrungen mit Kava Kava machten, ist es nicht verwunderlich, daß sie dieses pflanzliche Heilmittel auch bei der Behandlung des Asthmas einsetzten. Vermutlich wurde Kava zur Vorbeugung gegen drohende Anfälle verwendet. Dazu rauchten die Südsee-Insulaner die getrockneten Blätter. Es ist denkbar, daß der muskelentspannenden Effekt der Kava-Pyrone auch die Muskulatur der Bronchien lockert und damit die Bronchien erweitert. Die Wirksamkeit von Kava Kava bei dieser Anwendung ist allerdings rein hypothetisch und wissenschaftlich nicht nachgewiesen. Sollten Sie unter Asthma leiden, führen Sie keine Selbstversuche ohne Rücksprache mit Ihrem Arzt durch, und halten Sie sich bei einem Anfall unbedingt an die von Ihrem Arzt verordneten Medikamente. Wenn Sie sich mit Ihrem Arzt über Kava Kava unterhalten haben und er der Selbsttherapie mit Kava Kava zugestimmt hat, empfehlen wir eine Kava-Gurgellösung.

Therapievorschläge:
Bereiten Sie einen Erkältungs-Kava zu (siehe im Kapitel ›Rezepte‹, S. 111 ff.). In diesem Fall trinken Sie die Flüssigkeit nicht, sondern verwenden Sie diese zum Gurgeln oder Mundspülen. Die Wirkstoffe der Kava-Pflanze werden auch über die Mundschleimhaut aufgenommen. Führen Sie die Anwendung mindestens dreimal täglich durch. Wenn Ihnen diese Maßnahme eine Erleichterung während eines drohenden Anfalls bringt, dann führen Sie sie je nach Bedarf durch.

Die Einnahme von Fertigarzneimitteln kann für die Prophylaxe der Angstsymptomatik vor dem nächsten Asthmaanfall sinnvoll sein. Nehmen Sie 1–2 Kapseln Kava Kava (je 100 Milligramm Kava-Pyrone) täglich zu den Mahlzeiten ein.

Probleme bei Ausscheidungsvorgängen

Die Urin- und Stuhlausscheidungen sind das Ergebnis zahlloser und komplexer Stoffwechselvorgänge. Die Ursachen für Störungen jeglicher Art in diesem Bereich sind deswegen äußerst vielschichtig und kompliziert. In der traditionellen Medizin der Südseebewohner wird Kava Kava ein normalisierender und regulierender Effekt in bezug auf die Harnproduktion und die Darmtätigkeit nachgesagt. Wissenschaftlich sind diese Effekte jedoch nicht nachgewiesen. Sollten Sie bei sich eine Störung der Ausscheidungsvorgänge feststellen, suchen Sie einen Arzt auf, um die Ursachen dieser Veränderung zu behandeln. Besprechen Sie mit Ihrem Arzt die Möglichkeit einer ergänzenden Therapie mit Kava Kava.

Therapievorschläge:
Bereiten Sie das Grundrezept für ein Kava-Getränk aus Pulver zu (siehe im Kapitel ›Rezepte‹, S. 111 ff.). Denken Sie daran, keine heißen Getränke zu benutzen, da sonst die Kava-Pyrone zerstört werden. Verdünnen Sie diese Mischung dann nochmals mit Wasser oder Tee, bis Sie eine Gesamtmenge von ca. einem Liter erhalten. Trinken Sie von diesem Gemisch bei einer akuten Blasenentzündung mindestens zwei Liter am Tag. Bei diesem Rezept wird vor allem die Urinausscheidung angeregt. Durch die erhöhte Flüssigkeitszufuhr können zudem Verstopfungen reguliert werden. Auch bei Durchfällen können Sie diese Rezeptur verwenden, da der Körper hierbei sehr rasch große Mengen an Flüssigkeit verliert.

Bei Darmproblemen sollte dagegen die Kava-Wurzel verwendet werden. Kleine Wurzelstücke gelangen so bei der Aufnahme in den Darm. Bisher gibt es für die Wirksamkeit dieser Maßnahme keine wissenschaftlichen Belege, aber in Polynesien ist sie fester Bestandteil der Therapie. Bereiten Sie einen Kava-Wurzelsud zu (siehe im Kapitel ›Rezepte‹, S. 111 ff.). Vermischen Sie die Flüssigkeit mit warmem Wasser oder Tee, so daß Sie ca. einen Liter Getränk erhalten. Nehmen Sie dieses über den Tag verteilt zu sich.

Eine Anwendung von Fertigarzneimitteln ist unserer Meinung nach hier nicht indiziert. Sollten Sie jedoch der Meinung sein, daß Ihre Durchfallbeschwerden psychische Gründe haben könnten, kann die regelmäßige Einnahme von 1–2 Kapseln Kava Kava (je 100 Milligramm Kava-Pyrone) am Tag sinnvoll sein.

Bauchschmerzen

Nahezu alle Erkrankungen der Bauchorgane – ja sogar eine Lungenentzündung oder ein Herzinfarkt – können von mehr oder weniger heftigen Bauchschmerzen begleitet sein. Aus diesem Grund sollten akut auftretende, starke Bauchschmerzen immer von einem Arzt abgeklärt werden, ganz besonders wenn dabei gleichzeitig Fieber, Durchfall, Verstopfung oder Erbrechen auftreten. Bei den sogenannten funktionellen Magen-Darm-Beschwerden, bei denen keine krankhaften Veränderungen an den Organen nachweisbar sind, könnte eine Behandlung mit Kava Kava durchaus nutzbringend sein. Wichtig ist hier, daß die Diagnose »funktionelle Magen-Darm-Beschwerden« nur nach Ausschluß einer behandlungsbedürftigen organischen Magen-Darm-Erkrankung durch den Arzt gestellt werden kann. Die funktionellen Beschwerden äußern sich meist in bohrenden oder krampfartigen Schmerzen im Oberbauch oder in der Nabelgegend. Nach dem Stuhlgang bessern sie sich meist rasch. Die Schmerzen werden wahrscheinlich durch die Überblähung des Darms und Verkrampfungen der Darmmuskulatur verursacht. Es ist denkbar, daß die Kava-Pyrone entspannend auf die Darmwandmuskulatur einwirken und so die Beschwerden vermindern. Die Wirksamkeit von Kava Kava bei diesem Anwendungsgebiet ist bislang allerdings nicht wissenschaftlich nachgewiesen.

Therapievorschläge:
Bereiten Sie einen Kava-Drink zu (siehe im Kapitel ›Rezepte‹, S. 111 ff.) und trinken Sie diesen mindestens dreimal täglich. Sie können dieses Rezept je nach Ihrem persönlichen Geschmack variieren.

Eine Anwendung von Fertigarzneimitteln ist unserer Meinung nach hier nicht indiziert. Wenn Sie jedoch der Meinung sind, daß Ihre Bauchschmerzen durch psychische Gründe ausgelöst werden, kann die regelmäßige Einnahme von 1–2 Kapseln Kava Kava (je 100 Milligramm Kava-Pyrone) am Tag sinnvoll sein.

Blasenentzündungen

Blasen- und Harnwegsinfektionen treten häufig und überwiegend bei Frauen jeden Alters auf. Bei Männern sind sie wegen der längeren Harnröhre eher eine Seltenheit. Die Symptome der Blasenentzündung bestehen in häufigem Harndrang, wobei jedoch nur winzige Urinmengen ausgeschieden werden. Das Wasserlassen ist dabei häufig von brennenden Schmerzen begleitet. In schweren Fällen kann der Urin auch blutig sein. Das Auftreten von Fieber, besonders in Verbindung mit Schmerzen im mittleren und unteren Rückenbereich, spricht für eine Ausdehnung der Blasenentzündung auf die Nieren. Deshalb muß bei einer Blasenentzündung in Verbindung mit Fieber sowie bei Blut im Urin umgehend ein Arzt aufgesucht werden! Eine Behandlung mit Antibiotika ist dann unumgänglich. Harnwegsinfektionen werden meist durch das Darmbakterium *Escherichia coli* verursacht und lassen sich mit einem geeigneten Antibiotikum sehr gut behandeln. Viele Menschen stehen jedoch wegen möglicher störender Effekte auf die natürliche Bakterienflora des Körpers einer Antibiotikaeinnahme skeptisch gegenüber. In unkomplizierten Fällen einer Blasenentzündung kann auf eine Antibiotikatherapie verzichtet und zunächst ein Behandlungsversuch mit pflanzlichen Arzneimitteln und Tees gemacht werden. Die Wirksamkeit von Kava Kava in der Behandlung von Harnwegsinfekten ist wissenschaftlich nicht nachgewiesen. Da jedoch nach oraler Einnahme die Kava-Pyrone zum Teil auch in unveränderter Form mit dem Urin ausgeschieden werden, ist denkbar, daß sie hier ihre schleimhautbetäubende Wirkung entfalten und so zu einer Besserung der Beschwerden beitragen. Der Trick bei der Therapie mit Kava Kava besteht darin, dem Körper möglichst viel Flüssigkeit zuzuführen. Die Kombination des medizinisch anerkannten Spüleffekts mit der zumindest theoretisch möglichen Wirkung der Kava-Pyrone könnte die Beschwerden Ihres Harnwegsinfektes in Rekordzeit bessern. Wenn Sie Probleme mit dem Herz-Kreislaufsystem haben, sollten Sie vor der Therapie mit hohen Flüssigkeitsmengen Ihren Arzt befragen. Sollten sich die Beschwerden nicht innerhalb von drei Tagen deutlich gebessert haben, müssen Sie in jedem Fall sofort Ihren Arzt aufsuchen.

Therapievorschläge:

Bereiten Sie das Grundrezept für ein Kava-Getränk aus Pulver zu (siehe im Kapitel ›Rezepte‹, S. 111 ff.). Wenn Sie den Geschmack von Kava Kava als eher unangenehm empfinden, verwenden Sie am besten Fruchtsäfte. Denken Sie daran, daß keine heißen Getränke verwendet werden dürfen, da sonst die Kava-Pyrone zerstört werden. Verdünnen Sie diese Mischung dann nochmals mit Wasser oder Tee, bis Sie eine Gesamtmenge von ca. einem Liter erhalten. Trinken Sie von diesem Gemisch bei einer akuten Blasenentzündung mindestens zwei Liter am Tag.

Nach dem heutigen Erkenntnisstand ist die Entzündung der Blase kein Anwendungsgebiet von standardisierten Kava-Fertigpräparaten.

Bronchitis

Die akute oder chronische Schleimhautentzündung der Luftröhrenäste (Bronchien) wird als Bronchitis bezeichnet. Häufig ist davon auch die Luftröhre betroffen, besonders bei der akuten Bronchitis. Diese tritt vor allem bei Unterkühlung des Körpers (Erkältung) und bei Virusinfektionen auf. Die ersten Symptome der akuten Bronchitis sind ein Wundheitsgefühl hinter dem Brustbein und trockener Husten, der bisweilen auch Brustschmerzen hervorrufen kann. Begleitend treten alle Symptome einer Grippe wie Fieber, Appetitlosigkeit, Kopf- und Gliederschmerzen auf. Die chronische Bronchitis kann sich aus der häufig wiederkehrenden akuten Schleimhautentzündung der Luftröhrenäste entwickeln. Auch schädliche chemische Faktoren, wie zum Beispiel Tabakrauch oder Luftverschmutzung, spielen eine wichtige Rolle bei der Entstehung der chronischen Bronchitis. Die Polynesier verordneten bei Bronchitis zur Linderung des Hustenreizes und des Wundheitsgefühls im akuten Stadium die regelmäßige Einnahme des Kava-Tranks sowie das Kauen der frischen Blätter. Bei chronischem Verlauf dürften eher die Blätter geraucht worden sein. Vom Rauchen der getrockneten Blätter oder der Wurzel sollten Sie jedoch Abstand nehmen, da die durch den Rauch aufgenommenen Rußpartikelchen die Entzündung und die Reizung der Schleimhäute vermutlich verstärken.

Therapievorschläge:
Kochen Sie einen Erkältungs-Kava (siehe im Kapitel ›Rezepte‹, S. 111 ff.). Diese Mischung wird hier allerdings nicht getrunken! Gurgeln Sie damit, oder machen Sie mit dieser Lösung Mundspülungen. Die Wirkstoffe der Kava-Pflanze werden auch durch die Mundschleimhaut aufgenommen. Führen Sie die Anwendungen mindestens dreimal täglich durch.

Bereiten Sie einen Kava-Kakao zu (siehe im Kapitel ›Rezepte‹, S. 111 ff.) und trinken Sie ihn dreimal täglich. Milch wirkt beruhigend auf die Schleimhäute.

Nach dem heutigen Erkenntnisstand ist die Entzündung des Bronchialsystems kein Anwendungsgebiet von standardisierten Kava-Fertigpräparaten.

Fieberanfälle

Viele Infektionskrankheiten gehen mit Fieberanfällen einher. Eines der bekanntesten Beispiele ist dic Malaria, die durch charakteristische Fieberschübe gekennzeichnet ist und auch Wechselfieber genannt wird. Da bei uns mit den Antibiotika und anderen antiinfektiösen Medikamenten hochwirksame Substanzen zur Behandlung von Infektionen zur Verfügung stehen, sollten hochfieberhafte Erkrankungen unbedingt von einem Arzt behandelt werden, zumal viele Infektionen ohne adäquate Behandlung lebensbedrohlich verlaufen können. Eine begleitende Behandlung mit Kava ist möglich, ein positiver Effekt auf den Krankheitsverlauf wurde bisher aber wissenschaftlich nicht nachgewiesen. Da den Ureinwohnern der Südsee die potenten Arzneimittel der modernen Medizin nicht zur Verfügung standen, behalfen sie sich mit Kava, um die Beschwerden einer fieberhaften Infektion zu lindern.

Therapievorschlag:
Zusätzlich zu den vom Arzt verordneten Medikamenten können

Sie dreimal täglich den Erkältungs-Kava (siehe im Kapitel ›Rezepte‹, S. 111 ff.).

Nach dem heutigen Erkenntnisstand sind Fieberanfälle kein Anwendungsgebiet von standardisierten Kava-Fertigpräparaten.

Halsschmerzen

Halsschmerzen kommen besonders im Herbst- und Winterhalbjahr häufig vor. Sie sind Symptome verschiedener Erkrankungen aus dem Bereich der Hals-Nasen-Ohren-Heilkunde. Dabei unterscheidet man die meist harmlosen und durch Virusinfektionen bedingten Entzündungen der Rachen- und Kehlkopfschleimhaut von bakteriellen Infektionen. Die bakteriellen Infektionen gehen vor allem bei Kindern meist mit hohem Fieber und ausgeprägtem Krankheitsgefühl einher. Die akute durch Bakterien verursachte Entzündung des Kehlkopfdeckels (akute *Epiglottitis*) des Kindes stellt eine lebensbedrohliche Erkrankung dar, bei der es zum Tod durch Ersticken kommen kann. Wenn Sie auch nur den leisesten Verdacht haben, es könnte sich um diese Erkrankung handeln, dann rufen Sie sofort Ihren Arzt an. Häufiger kommt jedoch die bakterielle Entzündung der Rachenmandeln (akute *Tonsillitis* oder *Angina tonsillaris*) vor. Die Mandelentzündung ist im akuten Stadium weniger gefährlich als die Epiglottitis, in der Folge der Erkrankung können sich jedoch – ohne vernünftige Behandlung – zahlreiche und schwerwiegende Erkrankungen bis hin zum Nierenversagen entwickeln. Aus diesem Grund sollte, besonders bei Kindern mit Fieber und Halsschmerzen, ein Arzt hinzugezogen werden. Bei zusätzlich bestehender Atemnot besteht Lebensgefahr, alarmieren Sie dann unverzüglich einen Notarzt. In den meisten Fällen sind Halsschmerzen jedoch glücklicherweise durch harmlose Virusinfektionen bedingt und eher lästig als gefährlich. Tabakrauch und übermäßiger Alkoholkonsum begünstigen eine Infektion. In der Regel tritt hier kein Fieber auf, allenfalls erhöhte Temperatur um 38° C. In diesen Fällen ist durch den schleimhautbetäubenden Effekt der Kava-Pyrone eine Gurgelspülung auf Kava-Basis bestens geeignet, die quälenden Schmerzen beim Schlucken und Sprechen zu lindern.

Therapievorschläge:
Kochen Sie einen Erkältungs-Kava (siehe im Kapitel ›Rezepte‹, S. 111 ff.). Diese Mischung wird jedoch nicht getrunken, sondern zum Gurgeln oder Mundspülen verwendet. Die Wirkstoffe der Kava-Pflanze werden dabei durch die Mundschleimhaut aufgenommen. Führen Sie diese Maßnahmen mindestens dreimal täglich durch.

Kava Wurzel pur
Nehmen Sie 1–2 kleinere Wurzelstücke und kauen diese. Die zerkleinerten Wurzelreste können unbedenklich geschluckt werden. Die Wirkstoffe der Kava-Pflanze werden so durch die Mundschleimhaut aufgenommen. Um den unangenehmen Geschmack zu verdrängen, können Sie danach einen Kaugummi kauen oder ein Bonbon lutschen.

Fertigarzneimittel sind hier den Naturprodukten deutlich unterlegen und haben so gut wie keine Wirkung.

Hexenschuß und Bandscheibenvorfall

Der Hexenschuß ist durch heftige Schmerzen im Bereich der Lendenwirbelsäule charakterisiert. Die Schmerzen treten dabei typischerweise schlagartig durch eine ungeschickte Bewegung oder beim Heben eines schweren Gegenstandes auf. Die Ursachen sind meist Bandscheibenschäden und krankhafte Abnutzungserscheinungen der Wirbelsäule aufgrund von Fehlhaltungen und falscher Technik beim Heben von Lasten. Die starken Schmerzen des Hexenschusses werden durch eine Reizung der aus dem Rückenmark austretenden Nerven verursacht. Diese führt zu einer schmerzbedingten Verspannung der Muskulatur entlang der Wirbelsäule. Diese Muskelverspannung verstärkt wiederum eine

Fehlhaltung, die mit einer weiteren Schmerzzunahme einhergehen kann. So entsteht ein Teufelskreis, der sich im Lauf der Zeit bis zum Bandscheibenvorfall verschlimmern kann.
Beim Bandscheibenvorfall kommt es durch den Austritt des gallertartigen Kernes der Bandscheibe zum Abdrücken der Nervenwurzel der in diesem Bereich aus dem Rückenmark tretenden Nerven. Dabei können Gefühlsstörungen und Lähmungen der Beine sowie Störungen bei der Blasen- und Darmentleerung auftreten. Spätestens dann sollte ein Arzt hinzugezogen werden. Die entspannende Wirkung der Kava-Pyrone auf die Muskulatur kann beim Hexenschuß dazu beitragen, den beschriebenen Teufelskreis zu durchbrechen. Die Lockerung der verspannten Rückenmuskeln führt zu einer Verminderung der Schmerzen, die Korrektur der Fehlhaltung entlastet die gereizten Nerven und bewirkt somit auch die Besserung der Beschwerden.

Therapievorschläge:
Bereiten Sie einen Kava-Espresso zu (siehe im Kapitel ›Rezepte‹, S. 111 ff.). Trinken Sie die Flüssigkeit bitte langsam. Die Kava-Pyrone werden hier in einer hochkonzentrierten Form eingenommen. Bereiten Sie die Lösung erst kurz vor dem Gebrauch zu. Wegen der geringen Flüssigkeitsmenge, die zur Herstellung benutzt wird, ist das Pulver der Wurzel vorzuziehen. Nehmen Sie dieses Getränk bei akuten Beschwerden mindestens dreimal täglich zu sich.

Fertigarzneimittel können hier sinnvoll sein, um die Angst vor dem Schmerz zu bekämpfen und um eine leichte Lockerung der Rückenmuskulatur zu erreichen. Wir empfehlen hier 2–3 Kapseln Kava Kava (je 100 Milligramm Kava-Pyrone) täglich.

Insektenstiche

Stechmücken und andere Insekten sind in der tropischen Heimat der Kava-Pflanze eine weitaus größere Plage als hierzulande. Zahlreiche Arten setzen sich durch Giftbisse oder Stiche zur Wehr

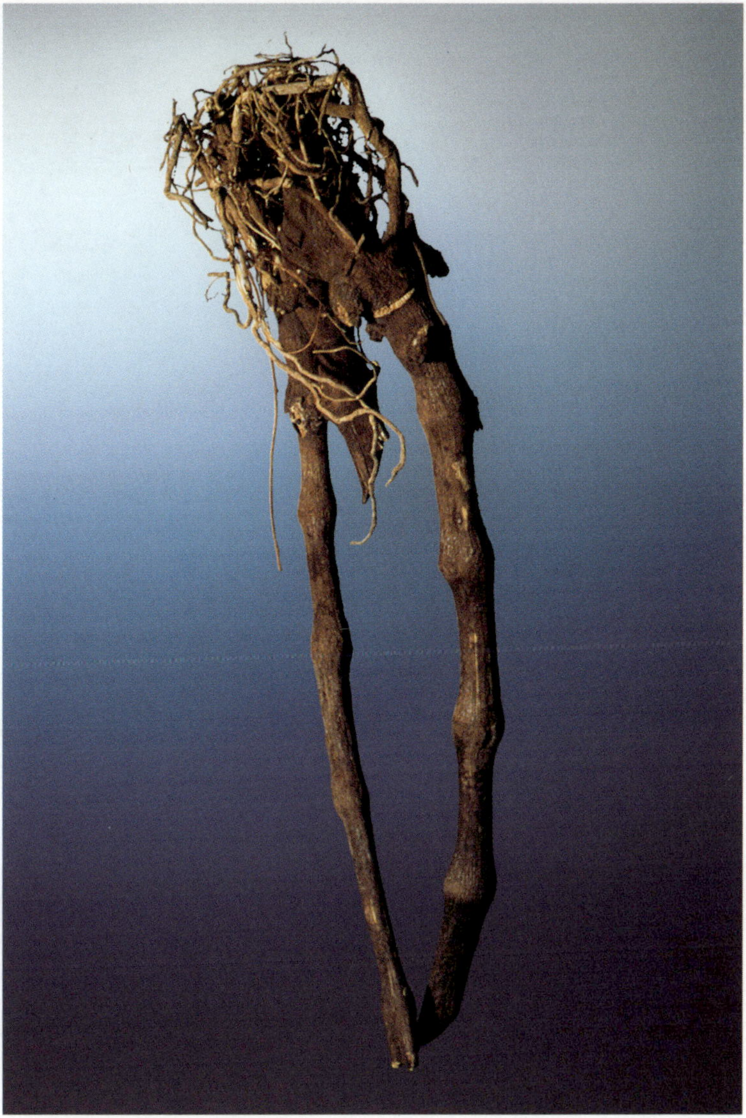

Die Kava-Kava-Wurzel

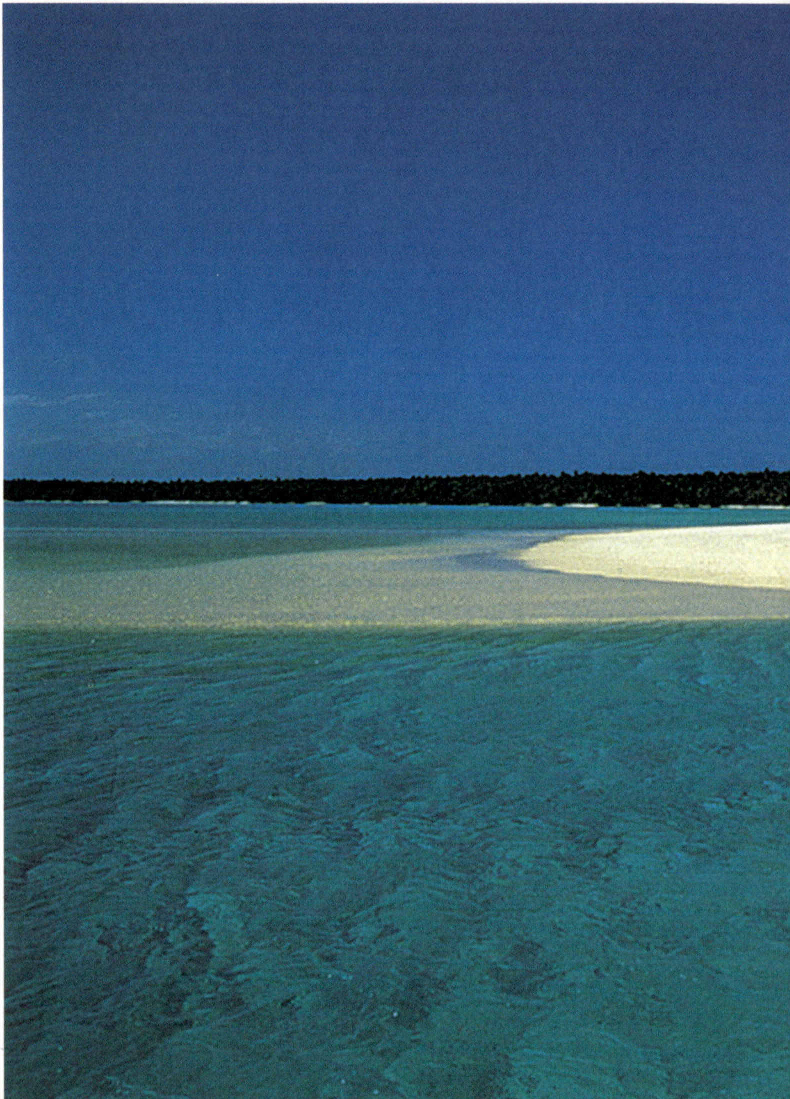

Die Cook-Insel

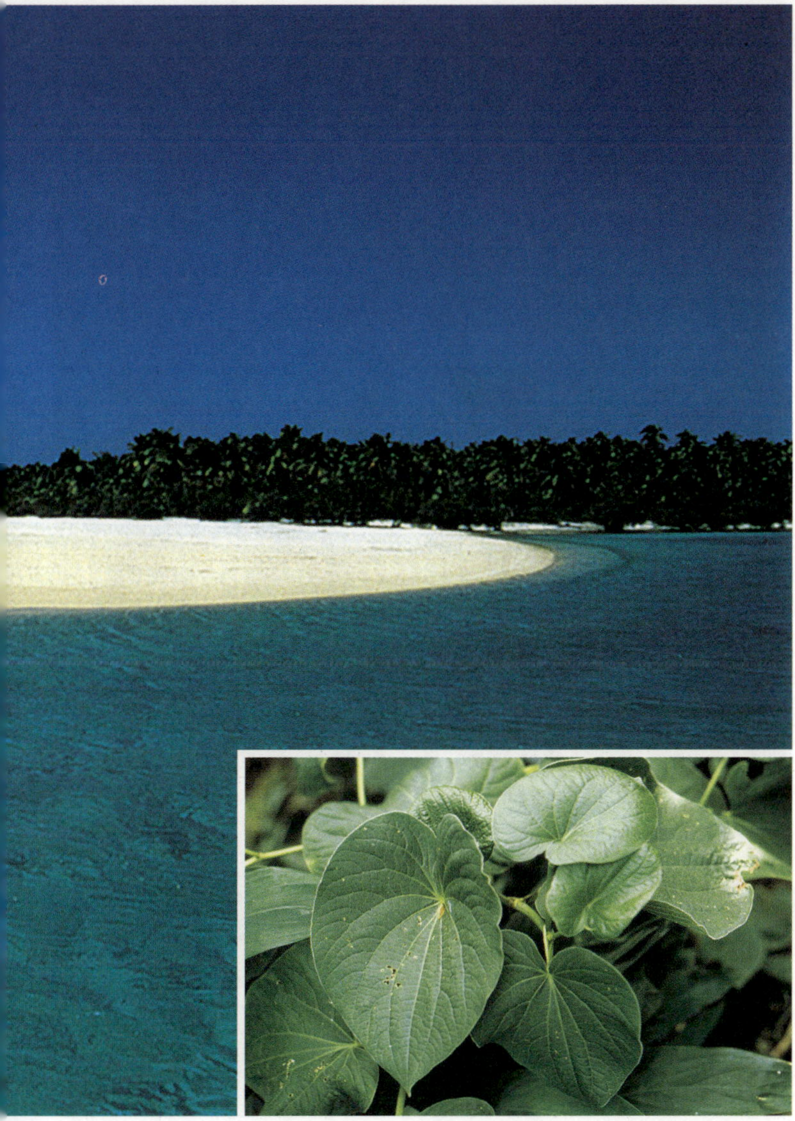

Piper methysticum – die Kava-Kava-Pflanze

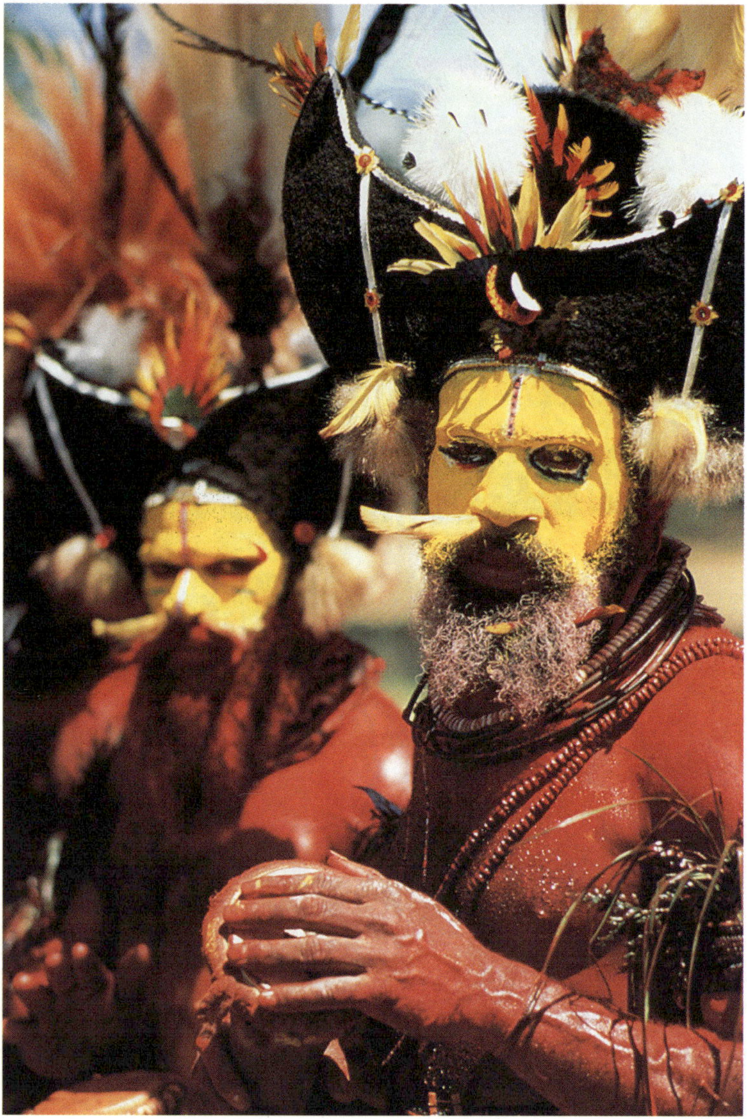

Rituelle Körperbemalung auf Papua Neu Guinea

oder benutzen sie zum Beutefang. In den meisten Fällen sind die Gifte der Insekten für den Menschen harmlos, an der Eintrittsstelle bildet sich oft eine mehr oder weniger stark schmerzende und juckende Quaddel. Zur lokalen Schmerzbekämpfung bereiten einige der Südseebewohner Auflagen aus zerstampften und mit Wasser eingeweichten Kava-Wurzelstückchen zu.

Therapievorschlag:

Zutaten:
Ca. 100 g geschnittene Kava-Wurzel oder
pulverisierte Kava Kava
Wasser
1 sauberes Baumwolltaschentuch

Die Kava-Wurzeln oder das Kava-Pulver mit Wasser vermischen, bis eine dickflüssige Masse entsteht. Tragen Sie diesen Brei auf die Einstichstelle auf, und legen Sie als Schutz ein Baumwolltaschentuch darüber. Lagern Sie das betroffene Körperteil ruhig, und gönnen Sie sich eine halbe Stunde Ruhe. Wenn die Auflage Linderung verschafft, können Sie sie immer bei Bedarf anwenden.

Die Einnahme von Kava-Fertigpräparaten zeigt hier keine Wirkung.

Klimakterium

Die Wechseljahre gehen häufig mit mehr oder weniger starken Beschwerden einher, die nicht selten die Lebensqualität der betroffenen Frauen extrem verschlechtern. Typische Beschwerden in dieser Zeit sind Hitzewallungen, Schwindel, Durchblutungsstörungen sowie Nervosität, Reizbarkeit, Unruhe, depressive Verstimmung, Aggressivität, Schlaflosigkeit usw. Das Beschwerdebild wird als klimakterisches Syndrom bezeichnet, zu dessen Behandlung etliche Hormon- und Pflanzenpräparate eingesetzt werden können. Kava Kava kann hier durchaus nutzbringend sein und zu einer deutlichen Verbesserung der Lebensqualität der betroffenen Frauen führen.

Therapievorschläge:
Kochen Sie einen Kava-Drink (siehe im Kapitel ›Rezepte‹, S. 111 ff.). Trinken Sie die Mixtur mehrmals täglich, nehmen Sie sich Zeit für die Zubereitung, und denken Sie vielleicht auch an die Südsee und an die rituellen Anwendungen der Kava-Wurzel. Sie können natürlich auch mit den anderen Rezepten variieren. Ihrer Phantasie sind dabei keinerlei Grenzen gesetzt, solange Sie die Grundlagen der Kava-Rezepte beachten.

Bereiten Sie einen Kava-Wurzelsud zu, und nehmen Sie dieses Getränk zweimal täglich zu sich.

Auch Fertigarzneimittel sind hier sinnvoll, um die allgemeine Befindlichkeit zu verbessern und Alltagsängste zu bekämpfen. Nehmen Sie 1–2 Kapseln Kava Kava (je 100 Milligramm Kava-Pyrone) pro Tag.

Kopfschmerzen und Migräne

Kopfschmerzen können ein Symptom von zahlreichen Erkrankungen sein. Dabei sind akute, heftige und einmalige Kopfschmerzen eher Ausdruck einer bedrohlichen Krankheit und sollten prinzipiell von einem Arzt abgeklärt werden. Als Migräne bezeichnet man immer wiederkehrende, anfallartige und meist halbseitige Kopfschmerzen, die mit vegetativen Begleiterscheinungen wie Übelkeit, Erbrechen oder Durchfall sowie Licht- und Geräuschempfindlichkeit einhergehen können. Bei Frauen wird ein Migräneanfall häufig durch den hormonellen Zyklus ausgelöst. Chronischen Kopfschmerzen liegt in den meisten Fällen eine Muskelverspannung im Schulter- und Nackenbereich zugrunde. In diesem Zusammenhang spricht man vom Spannungskopfschmerz. Durch psychische Belastungen und Streß oder auch bei Angststörungen und Depressionen kommt es zu einer lokalen Verspannung der kopfnahen Muskulatur. Diese führt häufig zu Dauerkopfschmerzen im Nacken- und Hinterkopfbereich, die in die Stirn ausstrahlen können. Der Schmerz ist meistens beidseitig, wird am Abend stärker und läßt sich durch Kopfschmerztabletten oft nur unzureichend lindern. Besonders beim Spannungskopfschmerz kann der Krankheitsverlauf mit Kava Kava durchaus positiv beeinflußt werden. Durch die muskelentspannende Wirkung kommt es zu einer Lockerung der Schulter- und Nackenmuskulatur und somit zum Nachlassen der Schmerzen. Darüber hinaus trägt der stabilisierende Einfluß der Kava-Pyrone auf die psychische Verfassung zur Linderung der Beschwerden bei.

Therapievorschläge:
Bereiten Sie einen Kava-Espresso zu (siehe im Kapitel ›Rezepte‹, S. 111 ff.). Hier ist meist eine rasche Linderung gewünscht, deshalb die Zubereitung mit Kava-Pulver. Die Flüssigkeit bitte langsam trinken. Die Kava-Pyrone werden hier in einer hochkonzentrierten Form eingenommen. Bereiten Sie die Lösung erst kurz vor Gebrauch zu. Wiederholen Sie diese Anwendung, wenn Sie Ihnen Linderung verschafft. Nehmen Sie diese Kava-Mischung mindestens dreimal täglich zu sich.

Da Kopfschmerzen sehr oft durch Streß und auch durch Alltagsängste verursacht sein können, ist die Anwendung von Kava-Fertigarzneimitteln eine sinnvolle Begleittherapie. Nehmen Sie 1–2 Kapseln Kava Kava (je 100 Milligramm Kava-Pyrone) pro Tag.

Menstruationsbeschwerden

Viele Frauen leiden unter mehr oder weniger starken Beschwerden während der Regelblutung. Die natürlichen Schwankungen der Hormone während eines Menstruationszyklus im Körper der Frau sorgen für viele Unpäßlichkeiten wie Spannungsgefühle in den Brüsten, Bauchschmerzen, Kreuzschmerzen sowie Hitzewal-

lungen und psychische Verstimmungen. Regelschmerzen werden als Dysmenorrhöe bezeichnet und durch Kontraktionen der Gebärmutter verursacht, die die Gabe von Kava Kava eventuell lösen kann. Wissenschaftliche Untersuchungen zur Kava-Therapie bei Dysmenorrhöe liegen jedoch nicht vor.
Auch das sogenannte Prämenstruelle Syndrom (PMS), also die Befindlichkeitsstörung vor der Regel, die für viele Frauen mit Nervosität, Gereiztheit, Depressionen oder Migräne einhergeht, kann durch Kava günstig beeinflußt werden. Beim PMS wirken die Kava-Pyrone stabilisierend und normalisierend auf die Gemütsverfassung und tragen so zur Beschwerdebesserung bei. Doch auch dieser Effekt wurde bislang noch nicht wissenschaftlich überprüft. Neu auftretende Menstruationsbeschwerden und Zyklusunregelmäßigkeiten sollten dringend von einem Frauenarzt abgeklärt werden, da sich dahinter auch ernste organische Erkrankungen verbergen können.

Therapievorschläge: *Bei leichten Problemen im psychischen Bereich*
Kochen Sie einen Kava-Drink (siehe im Kapitel ›Rezepte‹, S. 111 ff.). Trinken Sie diese Mixtur mehrmals täglich, nehmen Sie sich Zeit für die Zubereitung, und denken Sie vielleicht auch an die Südsee und an die rituellen Anwendungen der Kava-Wurzel. Sie können natürlich auch mit den anderen Rezepten variieren. Ihrer Phantasie sind dabei keinerlei Grenzen gesetzt, solange Sie die Grundlagen der Kava-Rezepte beachten.

Bereiten Sie einen Kava-Wurzelsud zu. Nehmen Sie dieses Getränk zweimal täglich zu sich.

Fertigarzneimittel helfen hier zur Besserung der allgemeinen Befindlichkeit, Alltagsängste werden gemildert. Nehmen sie 1–2 Kapseln Kava Kava (je 100 Milligramm Kava-Pyrone) pro Tag.

Therapievorschläge: *Bei schmerzhaften Unterbauchbeschwerden*
Bereiten Sie einen Kava-Espresso und trinken Sie ihn ganz langsam. Die Kava-Pyrone werden hier in einer hochkonzentrierten

Form eingenommen. Bereiten Sie die Lösung erst kurz vor Gebrauch zu. Wenn Sie Linderung verspüren, nehmen Sie das Getränk mindestens dreimal täglich zu sich. Falls Sie allerdings zusätzlich zu den Bauchschmerzen auch Übelkeit empfinden, raten wir wegen des unangenehmen Geschmacks von Kava Kava eher von der Einnahme ab.

Eine Anwendung von Fertigarzneimitteln ist unserer Meinung nach hier nicht indiziert. Sollten Sie jedoch der Meinung sein, daß Ihre Bauchschmerzen psychische Gründe haben, kann die regelmäßige Einnahme von 1–2 Kapseln Kava Kava (je 100 Milligramm Kava-Pyrone) am Tag sinnvoll sein.

Nervosität

Nervosität und Reizbarkeit sind häufige Befindlichkeitsstörungen, die durch beruflichen oder privaten Streß, ungesunden Lebenswandel oder Allgemeinerkrankungen hervorgerufen werden können. Neben der Normalisierung der Lebensumstände ist eine begleitende Behandlung mit Kava bestens dazu geeignet, die psychische Verfassung des Betroffenen zu normalisieren.

Therapievorschläge:
Bereiten Sie einen Kava-Espresso (siehe im Kapitel ›Rezepte‹, S. 111 ff.) zu und trinken Sie ihn ganz langsam. Die Kava-Pyrone werden hier in einer hochkonzentrierten Form eingenommen, deswegen kann eine relativ schnell eintretende Wirkung erwartet werden. Bereiten Sie die Lösung erst kurz vor dem Gebrauch zu. Wenn Sie Linderung verspüren, nehmen Sie das Getränk mindestens dreimal täglich zu sich.

Machen Sie einen Kava-Wurzelsud (siehe im Kapitel ›Rezepte‹, S. 111 ff.). Nehmen Sie sich Zeit für die Zubereitung und zur Entspannung, wenn Sie das Getränk zu sich nehmen.

Wir empfehlen hier eine Tagesdosis von 1–3 Kapseln Kava Kava (je 100 Milligramm Kava-Pyrone) pro Tag.

Psychische Traumata

Seelische Verletzungen können durch verschiedenste Lebenssituationen verursacht werden. Häufige Auslöser sind der Tod eines Angehörigen, die Trennung von einem Partner oder körperliche und seelische Mißhandlung. Dabei kommt es zu einer Destabilisierung der Gemütsverfassung des Betroffenen, Ängste, Depressionen und körperliche Störungen können die Folge sein. Neben einer Psychotherapie kann hier eine zusätzliche Kava-Behandlung bei der Überwindung des psychischen Traumas hilfreich sein. Die Kava-Pyrone üben einen stabilisierenden und normalisierenden Einfluß auf die psychische Verfassung aus und wirken zudem angstlösend.

Therapievorschläge:
Bereiten Sie einen Früchte-Kava zu (siehe im Kapitel ›Rezepte‹, S. 111 ff.). Trinken Sie die Mixtur regelmäßig, mindestens aber dreimal täglich. Sie werden nicht sofort eine Linderung verspüren, aber nach einigen Tagen bemerken Sie einen entspannenden Effekt.

Wir empfehlen hier eine Tagesdosis von 1–3 Kapseln Kava Kava (je 100 Milligramm Kava-Pyrone) pro Tag.

Rheuma

Chronisch entzündliche Erkrankungen der Gelenke und der Muskulatur werden unter dem Begriff Rheuma zusammengefaßt. Dabei leiden die Betroffenen unter chronischen, fließenden, ziehenden oder reißenden Schmerzen im Bewegungsapparat. Die ausschlaggebende Krankheitsursache ist noch nicht vollständig geklärt. Es steht jedoch fest, daß Störungen des Immunsystems zu den Erkrankungen des rheumatischen Formenkreises beitragen. Eine Reihe unterschiedlicher Medikamente sind zur Behandlung von rheumatischen Erkrankungen zugelassen, es sprechen jedoch nicht alle Patienten gleich gut auf die Substanzen an, die außerdem noch zum Teil erhebliche Nebenwirkungen hervorrufen können. Ein günstiger Einfluß der Kava-Pyrone auf rheumatische Beschwerden ist nicht wissenschaftlich nachgewiesen, es ist aber durchaus denkbar, daß ihre allgemeine Dämpfung des Schmerzempfindens sowie die muskelentspannende Wirkung das Rheuma positiv beeinflussen können.

Therapievorschläge:
Kochen Sie einen Kava-Drink (siehe im Kapitel ›Rezepte‹, S. 111 ff.). Dieses Rezept ist hier nur als allgemeiner Vorschlag zu verstehen. Da Rheuma eine chronisch verlaufende, also immer wiederkehrende Erkrankung ist, werden Sie sicherlich die Zubereitungsarten wechseln wollen. Sie haben hier natürlich freie Hand. Ebenso können Sie jedes andere der angegebenen Rezepte verwenden, Ihrer Phantasie sind keinerlei Grenzen gesetzt. Zu Beginn der Therapie sollten Sie jedoch dieses Getränk mindestens dreimal täglich zu sich nehmen.

Kava-Fertigpräparate können hier unter anderem günstige Auswirkungen auf die Angst vor dem Schmerz haben. Auch eine allgemeine Lockerung der Muskulatur kann sich günstig auf Ihre Beschwerden auswirken. Wir empfehlen 1–3 Kapseln Kava Kava (je 100 Milligramm Kava-Pyrone) pro Tag.

Schlaflosigkeit

Bevorzugt setzt man Kava Kava bei Schlaflosigkeit und Schlafstörungen ein. Die entspannende und beruhigende Wirkung der Kava-Inhaltsstoffe schätzten die einheimischen Medizinmänner der Südsee sehr. Kava Kava ist ein hervorragendes Schlafmittel und wirkt sowohl bei Ein- als auch Durchschlafstörungen, egal in welchem Alter sie auftreten. Durch die Einnahme kommt es zu praktisch keinen nennenswerten Nebenwirkungen. Vor allem die als »Hangover« bezeichnete Müdigkeit am Morgen, welche bei anderen Beruhigungsmitteln vorkommt, tritt nicht auf. Die Wirkung setzt meist sofort ein.

Therapievorschlag:
Bereiten Sie einen Kava-Espresso zu (siehe im Kapitel ›Rezepte‹, S. 111 ff.). Die Mixtur bitte ganz langsam trinken. Die Kava-Pyrone werden hier in einer hochkonzentrierten Form eingenommen. Bereiten Sie die Lösung erst kurz vor dem Gebrauch zu. Nehmen Sie die Zubereitung und den Genuß des Getränks in Ihr abendliches Ritual auf.

Kochen Sie einen Kava-Kakao (siehe im Kapitel ›Rezepte‹, S. 111 ff.). Nehmen Sie die Zubereitung und den Genuß des Getränks in Ihr abendliches Ritual auf.

Wenn Sie Kava ausschließlich bei Einschlafproblemen einsetzen wollen, nehmen Sie 1–2 Kapseln Kava Kava (je 100 Milligramm Kava-Pyrone) abends ca. eine halbe Stunde vor dem Schlafengehen ein.

Zahnfleischentzündungen

Entzündungen des Zahnfleischs können die unterschiedlichsten Ursachen haben. Am häufigsten kommt es wohl durch Zahnstein zu einer mechanischen Reizung des Zahnfleischs. Auch Infektionen durch Bakterien und Viren oder Veränderungen im Hormonhaushalt, zum Beispiel im Rahmen einer Schwangerschaft, können eine Zahnfleischentzündung bedingen. Eine immer wiederkehrende Zahnfleischentzündung kann auch ein Alarmzeichen für eine schwere Allgemeinerkrankung wie Leukämie oder eine Vergiftung mit Schwermetallen sein. In allen Fällen jedoch bringt die Behandlung mit einer Gurgellösung aus Kava Kava Linderung, da die Schmerzempfindung durch die Kava-Pyrone zumindest vorübergehend lokal unterdrückt wird. Eine Heilung ist damit jedoch nicht zu erreichen, da nur das Symptom und nicht die Ursache der Zahnfleischentzündung angegangen wird. Somit ist die Anwendung von Kava Kava auch hier nur im Zusammenhang mit weiteren Behandlungsmaßnahmen (wie zum Beispiel der Zahnsteinentfernung) sinnvoll. Die schleimhautbetäubende Kava-Wirkung tritt zuverlässig ein. Aufgrund der guten Verträglichkeit und dem Fehlen von relevanten Nebenwirkungen eignet sich Kava Kava hier sehr gut zur symptomatischen Behandlung. Allerdings macht die relativ kurze Wirkdauer von rund 30 Minuten eine häufige Anwendung notwendig.

Therapievorschläge:
Kochen Sie einen Erkältungs-Kava (siehe im Kapitel ›Rezepte‹, S. 111 ff.). Diese Lösung sollten Sie nicht trinken, sondern damit Mundspülungen durchführen. Die Wirkstoffe der Kava-Pflanze werden durch die Mundschleimhaut aufgenommen. Führen Sie die Anwendungen mindestens dreimal täglich durch. Wenn Sie eine Erleichterung der Symptome verspüren, können Sie diese Anwendungen je nach Bedarf wiederholen.

Kava Wurzel pur
Nehmen Sie 1–2 kleinere Wurzelstücke und kauen diese. Die zerkleinerten Wurzelreste können unbedenklich geschluckt werden. Die Wirkstoffe der Kava-Pflanze werden so durch die Mundschleimhaut aufgenommen und wirken gleichzeitig betäubend auf diese. Um den unangenehmen Geschmack zu verdrängen, können Sie danach einen Kaugummi kauen oder ein Bonbon lutschen.

Fertigarzneimittel sind hier den Naturprodukten deutlich unterlegen und haben so gut wie keine Wirkung.

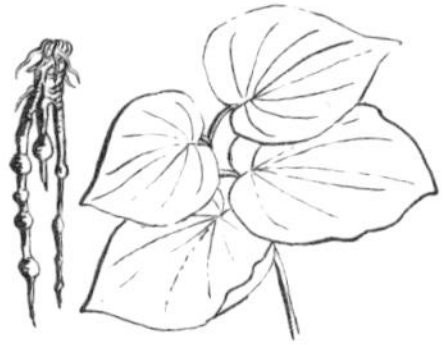

Anwendungsgebiete in der Schulmedizin

Aufgrund der wissenschaftlichen Studienergebnisse kann Kava Kava als nicht sedierendes Beruhigungsmittel angesehen werden, welches die Leistungsfähigkeit des Gehirns nicht dämpft, den Schlaf normalisiert und vertieft, Ängste ebenso gut löst wie die Benzodiazepine und emotional stabilisierend wirkt. Der Kava-Trockenextrakt wurde deshalb vor allem zur Behandlung von nervösen Angst-, Spannungs- und Unruhezuständen zugelassen.

Angstzustände

In der Behandlung von Unruhe- und Angstzuständen spielen die Benzodiazepine und Antidepressiva heute eine bedeutende Rolle. Den Schwerpunkt der Therapie bildet jedoch die psychotherapeutische Behandlung durch den Arzt oder Psychologen, wie zum Beispiel die Psychoanalyse, die Gesprächstherapie oder die Verhaltenstherapie. Die medikamentöse Behandlung dient in erster Linie der Unterstützung der Psychotherapie. Da die Substanzen auf die Psyche des Betroffenen wirken, werden sie als Psychopharmaka bezeichnet. Die meisten dieser synthetischen Substanzen machen mehr oder weniger müde, die geistige Leistungsfähigkeit nimmt ab, und es kommt zu einer nicht unerheblichen Beeinträchtigung des Alltags, da beispielsweise das Führen eines

Fahrzeugs nur unzureichend möglich ist. Außerdem haben vor allem die Benzodiazepine ein großes Suchtpotential.
Hier stellt Kava Kava eine echte Alternative in der medikamentösen Behandlung der Angststörung dar. Für mittelfristigen bis längeren Einsatz bei leichten bis mittelschweren Angstzuständen eignen sich die Rauschpfeffer-Zubereitungen besonders gut, da sie nicht zur Abhängigkeit führen, eine äußerst geringe Nebenwirkungsrate aufweisen und die kognitiven Fähigkeiten des Menschen nicht beeinträchtigen. Diese Eigenschaften sind gerade in der Langzeittherapie von ausschlaggebender Bedeutung. Schlechte Verträglichkeit würde hier ebenso zu zahlreichen Behandlungsabbrüchen führen wie die Verminderung der geistigen Leistungsfähigkeit. In einer Dosierung von 70 bis 210 Milligramm Kava-Pyronen pro Tag können leichte bis mittelschwere Angststörungen meist in wenigen Tagen deutlich gebessert werden. Man kann also sagen, daß Kava Kava auf natürliche Weise zu einer Normalisierung des psychovegetativen Gleichgewichts führt.
Die Wirkungen von Kava Kava treten abhängig von der Dosierung in vier Stadien ein, die schon in ethnomedizinischen Untersuchungen in der Südsee beschrieben wurden. In niedriger Dosierung wird keine besondere Wirkung beobachtet; lediglich soziale Kontakte fallen leichter, Kava Kava verbreitet eine freundliche, entspannte und angeregte Atmosphäre; sie wirkt milde und stimulierend. Wird die Dosis gesteigert, breitet sich eine wohltuende Ruhe aus, die auch in eine gleichgültige Einstellung münden kann. Eine weitere Erhöhung der Dosis führt zu Koordinationsstörungen mit langsamem, unsicherem Gang. Das Bewußtsein bleibt jedoch klar. Bei noch höherer Dosierung drängt sich ein alles beherrschendes Schlafbedürfnis auf, gegenüber äußeren Reizen besteht Gleichgültigkeit. Im Unterschied zu den modernen Sedativa läßt sich dieser Zustand durch eine weitere Dosiserhöhung nicht mehr steigern oder vertiefen.
Vor einer eventuellen Selbsttherapie sollte jedoch auf alle Fälle ein Arzt zu Rate gezogen werden, da Kava-Zubereitungen nicht bei den sogenannten endogenen Depressionen angewendet wer-

den sollen. Bei dieser Form der Depressionen besteht häufig eine starke Selbstmordgefährdung, es kommt jedoch glücklicherweise meist nicht zum Ausführen der Tat, da die Menschen unter Antriebslosigkeit leiden. Durch die Zunahme der Aufmerksamkeit und die fehlende Dämpfung des Verstandes unter Kava Kava wäre zu befürchten, daß die Patienten den »Mut zum Selbstmord« finden. Vor einer Behandlung mit Kava Kava muß deshalb das Vorliegen von endogenen Depressionen von einem Arzt ausgeschlossen werden.

Zur Behandlung von akuten Angstzuständen und Panikattacken sind die Kava-Extrakte nicht geeignet, da sie ihre angstlösenden Wirkungen erst mit einer Verzögerung von wenigen Tagen bis zu drei Wochen voll entfalten. Hier sind die rasch wirkenden synthetischen Arzneistoffe die Mittel der Wahl, wobei Kava Kava durchaus zur Prophylaxe dieser Störungen eingesetzt werden kann.

Um beurteilen zu können, ob Sie unter einer ganz normalen Angst, wie jeder andere auch, leiden oder unter einer wirklich ernsthaften Angststörung, müssen Sie die Unterschiede kennen. Wenn Sie meinen, an einer Angststörung erkrankt zu sein, ist es sicher hilfreich für Sie, wenn Sie zumindest etwas informiert zum Beratungsgespräch bei Ihrem Hausarzt oder Therapeuten erscheinen.

Angst ist ein Gefühl, das jeder Mensch kennt. Jeder hat sie in unterschiedlichen Situationen und verschiedenen Ausprägungen schon einmal erlebt. Angst begleitet uns das ganze Leben. Trotzdem ist es schwierig, diesen Gemütszustand zu beschreiben. Im allgemeinen versteht man unter Angst ein Gefühl der Beengtheit, Beklemmung und Bedrohung. Angst wird als unangenehmer, spannungsreicher und oft quälender Zustand empfunden. Das Herz klopft wie wild in der Brust, der Atem geht schneller, die Hände werden feucht, die Knie weich, und man glaubt, gleich in Ohnmacht zu fallen.

Angst vor den unterschiedlichsten Dingen und Situationen gehört wie Freude, Liebe, Zorn und Wut zu den grundlegenden normalen Gefühlen, mit denen die Menschen von der Natur ausgestattet sind. Sie dient eigentlich als Schutzmechanismus des Organismus zur Bewältigung verschiedenster Bedrohungen und Gefahren. Neben einer Steigerung der vom Verstand gesteuerten Fähigkeiten führt Angst auch zu einer Veränderung verschiedener Körperfunktionen: Die Muskeln beginnen sich zu straffen, Herzschlag und Atmung beschleunigen sich. Alle diese körperlichen und seelischen Reaktionen bereiten den gesamten Organismus auf eine möglicherweise nötige, schnelle Handlung vor. In diesem Sinne verstärkt Angst die körperlichen und seelischen Abwehrmechanismen des Menschen bei Bedrohungen.

Angst als normale Verhaltensweise hatte und hat eine wichtige Funktion im Verlauf unserer stammesgeschichtlichen Entwicklung. Die Angst diente schon dem prähistorischen Menschen zur Vorbereitung auf Kampf oder Flucht. In unserer modernen Welt müssen wir gewiß nicht mehr vor einem Säbelzahntiger flüchten, aber Angst als schützende Verhaltensweise hat im Menschen überlebt. Dieser »Steinzeitreflex« ist auch heute noch sinnvoll. Eine unbewußte und automatisch ablaufende Alarmreaktion aus Angst kann uns das Leben retten.

Angst löst aber nicht nur Alarmreaktionen aus, sondern ist auch ein Alarmsignal. Der Organismus wird vor einer möglichen oder bestehenden Gefahr gewarnt, und sofort erhöhen sich die Aufmerksamkeit und die Konzentration des von Gefahr bedrohten Menschen. Nähern wir uns einer gefährlichen Situation, so reagieren verschiedene Körpersysteme auf diese Bedrohung: Das Herz beginnt schneller zu klopfen, und die Hände werden zittrig. Mit diesen unbewußten, nicht steuerbaren Körpersignalen warnt uns der Organismus, und wir sind in der Lage, mit gesteigerter Vorsicht und erhöhter Konzentration zu reagieren.

Was einem Angst macht, ist jedoch individuell verschieden und ändert sich im Laufe des Lebens. Eine besondere Form lang andauernder Belastungssituationen, die mit Angst und Streß verbunden sind, sind körperliche Erkrankungen. Angstgefühle können in diesem Fall zu jedem Zeitpunkt und in allen Stadien im Zuge der ärztlichen Diagnostik und Therapie entstehen. Sie treten als Reaktion auf die Ungewißheit und Unsicherheit im Zusammenhang mit der bestehenden Krankheit auf. Habe ich etwas Ernstes?

Muß ich operiert werden? Werde ich an der Erkrankung sterben? Diese bedrohliche Situation der Ohnmacht hat fast jeder schon einmal kennengelernt. Das Gefühl, den körperlichen Leiden ausgesetzt zu sein und im Moment selbst nichts dagegen unternehmen zu können, ist für viele Menschen sehr beängstigend. Verstärkt wird diese beunruhigende Situation noch durch den Eindruck, den Ärzten und ihren Methoden ausgeliefert zu sein. All diese Ängste sind bei den meisten Menschen normale Reaktionen auf eine bestehende oder mögliche Krankheit.
Neben Umweltveränderungen, Belastungen und konkreten Situationen können auch Störungen des Körperbefindens – zum Beispiel nicht mehr richtig durchatmen zu können, Beklemmung in der Brust, Flimmern vor den Augen, Schmerzen oder Kraftlosigkeit in Händen oder Beinen – Ängste auslösen.
Alltagsängste sind jedoch völlig normal und müssen nicht immer eine negative Bedeutung haben. Angst im eigentlichen Sinn bedarf also keinesfalls immer einer Behandlung und stellt keine Gefahr für den Körper dar.
Zusammenfassend kann man sagen, daß normale Angst eine natürliche und biologische Reaktionsform ist. Angst betrifft alle Bereiche der menschlichen Erlebniswelt und aktiviert den ganzen Organismus, um einer drohenden oder gegebenen gefährlichen Situation zu begegnen oder ihr auszuweichen. Normale Angst kann deshalb durchaus motivierend und leistungssteigernd sein. Sie hat keinen Krankheitswert, ist völlig ungefährlich und bedarf keiner Behandlung. Dabei sind die Art der Gefahr und die Intensität des Angsterlebens individuell verschieden. Wenn die Gefahr beseitigt oder die bedrohliche Situation vermieden worden ist, sollte die Angst jedoch wieder verschwinden.

Wann wird Angst zu einer Krankheit?

Angst ist eine natürliche und sinnvolle Reaktion auf Bedrohung oder Gefahr – wenn das Angsterleben aber ein gewisses Ausmaß überschreitet, tritt genau das Gegenteil ein: Die Angst lähmt unsere körperlichen und geistigen Funktionen und führt dadurch zu einer Einschränkung unserer intellektuellen Fähigkeiten. Eine solche als krankhaft einzuschätzende Angst liegt auch vor, wenn Angstsymptome scheinbar grundlos auftreten. Angst kann dann zu einem psychopathologischen Symptom mit Krankheitswert werden. Auf der anderen Seite ist auch das Fehlen von Angst ein Zeichen bestimmter Erkrankungen. Außerdem kann sehr große Angst auch gefährlich werden, da sie zu unüberlegten und gefährlichen Kurzschlußhandlungen führen kann. Die Angst vor einer bedrohlichen oder belastenden Situation dient also nicht mehr als Schutzmechanismus, sondern verhindert sogar die Bewältigung einer bestehenden Gefahr oder Bedrohung.

Angst erhält immer dann Krankheitswert, wenn sie unangemessen intensiv erlebt wird, zu lange andauert und wenn der Betroffene sie nicht mehr kontrollieren kann.

Aus Angst vor der erlebten Angstreaktion entwickeln die meisten Menschen vielfältige Vermeidungsstrategien. Solch ein Verhalten kann die Lebensqualität der Betroffenen erheblich einschränken und unter Umständen ein normales Leben unmöglich machen. Die im Rahmen von Ängsten wahrgenommenen körperlichen Symptome werden als drohende Gefahr gedeutet. Diese subjektiv empfundene Gefahr verstärkt das Angstgefühl, das dann wiederum im Sinne einer Streßreaktion zu einer Verstärkung körperlicher Symptome beiträgt. Dadurch entsteht ein sogenannter Angstkreis, bei dem es zu einer steten Zunahme der Angstsymptomatik kommt.

Folgendes Beispiel soll den Angstkreis erläutern: Stellen Sie sich vor, Sie bemerken, wie Ihr Herz plötzlich schneller zu schlagen beginnt. Sie haben das Gefühl, nicht mehr richtig atmen zu können. Allerdings gibt es scheinbar keine Erklärung für die unerwartet auftretenden Symptome, und Sie werden ängstlich. Sie stellen sich vor, wie Sie nach Luft schnappen und zu ersticken drohen. Gleichzeitig denken Sie, daß Sie jeden Moment in Ohnmacht fallen. In diesem Fall nehmen Sie die körperlichen Symptome wahr und glauben, daß gleich etwas Schreckliches passieren wird. Diese Vorstellung erzeugt Angst. Durch das ängstliche Erleben des Herzklopfens lösen Sie in Ihrem Körper eine Streßreaktion aus, welche die bestehenden körperlichen Symptome verstärkt. Jetzt wird Ihnen auch noch schwindlig und heiß. Sie fangen an zu schwitzen und haben das Gefühl zu schwanken. Ihre Gedanken rasen, und Sie fühlen sich verwirrt. Ihr Herz beginnt jetzt wie wild zu schlagen, und Sie bekommen auf einmal auch noch Brustschmerzen. Nun nehmen Sie die stärker werdenden körperlichen Symptome wahr und bewerten diese erst recht als gefährlich, da die Symptome ja wirklich schlimmer geworden sind. Damit wird auch Ihre Befürchtung bestätigt, daß Sie an etwas Schlimmem, womöglich sogar an einer tödlichen Krankheit leiden. Das Ganze schaukelt sich also hoch, und Sie werden immer ängstlicher.

Zusammenfassung

Angstzustände sind dann als Krankheiten zu verstehen, wenn die Angstreaktionen auf eine belastende Situation:

- unangemessen stark sind,
- häufig auftreten,
- zu lange andauern,
- mit einem Verlust der Kontrolle über Auftreten und Dauer verbunden sind,
- dazu führen, daß man Angstsituationen aus dem Weg geht, sie vermeiden will,
- Einschränkungen des täglichen Lebens nach sich ziehen,
- subjektiv starkes Leiden verursachen.

Wenn Angst zur Erkrankung wird, sollte man sich auf alle Fälle einer Behandlung unterziehen. Viele Menschen glauben aber, daß Ängste von alleine wieder verschwinden, was jedoch nur selten der Fall ist. Wenn uns bestimmte Situationen Angst machen, scheint es zunächst einmal logisch, daß wir versuchen, ihnen aus dem Weg zu gehen. Durch dieses Vermeidungsverhalten kann aber der Teufelskreis der Angst in Gang kommen. Auf der einen Seite besteht die Gefahr, daß das Vermeidungsverhalten mehr und mehr unser Leben bestimmt. Andererseits machen wir auch

nicht mehr die Erfahrung, daß die angstauslösende Situation ungefährlich ist. Damit verringert sich die Wahrscheinlichkeit einer Gesundung wesentlich. Entsprechend führen unbehandelte Angsterkrankungen oft zu einer durch Vermeidung bedingten Beeinträchtigung des Berufs- und Privatlebens.
Aus Verzweiflung greifen viele Angstkranke zu Alkohol oder Beruhigungstabletten. Daraus können sich schwerwiegende Abhängigkeiten entwickeln, die das bestehende Angstproblem noch komplizieren. Eine weitere Folge langandauernder Angststörungen sind Depressionen. Man weiß heute, daß Angststörungen zu den wichtigsten Faktoren bei der Entstehung von Depressionen gehören. Mehr als 40 Prozent aller langwierigen Angststörungen münden in eine depressive Erkrankung

Häufigkeit

Angststörungen treten häufiger auf als allgemein angenommen wird. Etwa jeder zehnte Mensch leidet im Laufe seines Lebens einmal an einer Angststörung. Statistisch gesehen sind Frauen doppelt so häufig von Angsterkrankungen betroffen wie Männer. Die Angstinhalte zeigen jedoch keine wesentlichen Unterschiede. Selten liegt der Erkrankungsbeginn nach dem 45. Lebensjahr. Wenn man alle Menschen mit in die Rechnung aufnehmen würde, die unter Ängsten leiden, die zwar nicht therapiebedürftig sind, aber den einzelnen doch ab und zu einschränken, käme man beinahe auf 100 Prozent Betroffene.
In einer allgemeinmedizinischen Praxis sind Patienten mit einer Angststörung häufiger anzutreffen als Menschen, die an Zuckerkrankheit (Diabetes mellitus) leiden. Mindestens einmal am Tag wird der Allgemeinarzt von Patienten mit einer Angststörung aufgesucht. Intessanterweise steht für diese Patienten das subjektive Erleben der Angst gar nicht im Vordergrund, sondern sie klagen über eine ganze Reihe verschiedener Beschwerden. Vermutlich kann man davon ausgehen, daß die Dunkelziffer wesentlich höher liegt. Ängste und die damit verbundenen Lebensein-

schränkungen sind ein Problem, das jede Bevölkerungsschicht betrifft.
Jede Gesellschaftsschicht bildet dabei natürlich ihre eigenen »Angstfavoriten«. Entsprechend variiert auch die Behandlung und der Umgang mit der Angst. So werden Gesprächstherapien und Besuche beim Psychotherapeuten eher in den oberen Schichten anzutreffen sein, die schnelle und billigere Behandlung mit Medikamenten eher in den unteren. Kava-Präparate, die zur Unterstützung einer Angsttherapie eingesetzt werden sollen, können wegen ihres relativ günstigen Preises in beinahe jeder Einkommensgruppe angewendet werden. Vermutlich werden Menschen, die viel Wert auf ihren gesellschaftlichen Rang legen, keine Probleme mit der Einnahme von Kava Kava haben, da der Pflanze zudem etwas Exotisches anhaftet. Die einzelnen Formen der Angst- und Panikstörung unterscheiden sich bezüglich ihrer Häufigkeit. Dabei sind spezifische Phobien, zum Beispiel Höhenangst oder Angst in geschlossenen Räumen, am weitesten verbreitet, sie werden aber nur relativ selten psychiatrisch behandelt. Dahingegen tritt die Panikstörung zwar relativ selten auf, ist aber am häufigsten behandlungsbedürftig.

Welche Beschwerden haben Angstpatienten?

Viele Patienten mit Angststörungen schildern ihre Beschwerden damit, daß sie sich angespannt und nervös fühlen. Auch eine verminderte allgemeine Alltagsbelastbarkeit oder die Befürchtung, die tägliche Arbeit nicht mehr zu schaffen, werden oft beschrieben. Andere wiederum klagen vor allem über körperliche Symptome wie Unwohlsein im Magen, starkes Herzklopfen, Verspannungen oder Schlafstörungen.
Dabei müssen natürlich nicht alle seelischen und körperlichen Beschwerden gleichzeitig auftreten. Die individuelle Angsterfahrung kann sehr unterschiedlich sein. Zu beachten ist, daß körperliche Beschwerden oft die einzigen Anzeichen einer Angsterkrankung sind. Dabei ist dem Patienten meist selbst nicht bewußt, daß

das Krankheitsbild durch Ängste verursacht wird. Kava Kava führt in diesen Fällen zu einer schonenden Stabilisierung des psychovegetativen Gleichgewichts und bedingt dadurch eine Linderung der Beschwerden.
Körperliche Angstsymptome können fast jedes Organsystem betreffen. Die nachfolgende Tabelle gibt Aufschluß über die häufigsten körperlichen und seelischen Symptome bei Angststörungen:

Symptome bei Angststörungen

- Angespanntheit und Nervosität,
- Unvermögen, sich zu entspannen,
- Konzentrationsschwierigkeiten,
- »Leere im Kopf«,
- Ein- und Durchschlafprobleme,
- Reizbarkeit oder Ungeduld,
- verstärkte Schreckhaftigkeit,
- Herzklopfen oder Herzrasen,
- Brustschmerzen,
- Atemnot, Erstickungsgefühle,
- Zittern, Muskelzucken, Schwächegefühl,
- feuchte Hände,
- Unwohlsein im Magen, »flaues Gefühl im Magen«,
- Übelkeit und Durchfälle,
- »weiche Knie«,
- häufiges Wasserlassen,
- Mundtrockenheit,
- Schwindel,
- Ohnmachtsgefühle,
- »Kribbeln« in Händen und Füßen.

Die »Angst vor der Angst« spielt eine besondere Rolle. Diese sogenannte Erwartungsangst geht mit einem ausgeprägten Vermeidungsverhalten einher. Die Patienten versuchen mit aller Gewalt, die angstauslösenden Situationen zu umgehen. Schlimmstenfalls kommt es dadurch zur vollständigen sozialen Isolierung. In sehr ausgeprägten Fällen wird es durch die Einnahme von Kava Kava sicherlich nur selten zu einer Besserung der Symptomatik kommen, aber bei etwas weniger dramatischen Zuständen kann mit Kava Kava durchaus eine langfristige Wiedereingliederung in das soziale Leben erreicht werden.

Welche Angststörungen gibt es?

Alle Menschen leiden im Laufe ihres Lebens irgendwann einmal unter Streß und Alltagsängsten. Während einer solchen Belastungssituation entwickeln die meisten vorübergehend seelische Verstimmungen, körperliches Unbehagen und Angstgefühle. Diese situationsabhängigen Beschwerden verschwinden normalerweise wieder, wenn die ursächliche Belastung bewältigt worden ist. Etwa zehn Prozent aller Erwachsenen und Jugendlichen leiden jedoch im Laufe ihres Lebens so stark und häufig unter Ängsten, daß es zu einem massiven Vermeidungsverhalten kommt. Die Folgen davon sind eine deutliche Einschränkung des alltäglichen Lebens, starke subjektive Gequältheit und ausgeprägtes Leiden.
Angst ist jedoch nicht gleich Angst. Es hat sich gezeigt, daß bestimmte Angsterkrankungen von teilweise typischen körperlichen und seelischen Befindlichkeitsstörungen sowie von Verhaltensänderungen begleitet werden. Die moderne Psychiatrie unterscheidet deshalb mehrere Angststörungen.

Häufige Angststörungen

- Panikstörung,
- generalisierte Angst,
- Agoraphobie,
- soziale Phobie,
- einfache (spezifische) Phobien,
- andere Angststörungen.

Die verschiedenen Angststörungen werden im folgenden kurz erläutert. Im Anschluß an diesen Abschnitt befindet sich ein Fragebogen zur Beurteilung eigener Ängste.

Panikstörungen

Definition: Störungen mit wiederholten Panikattacken, die unerwartet auftreten und mit keinem situativen Auslöser in Verbindung gebracht werden können. Erwartungsängste entwickeln sich sehr schnell. Die Störung ist regelmäßig mit intensiv erlebten körperlichen Symptomen verbunden.

Das typische Hauptmerkmal der Panikstörung ist der Panikanfall oder die Panikattacke. Dabei handelt es sich um unerwartet aufkommende intensive Ängste oder Befindlichkeitsstörungen. Die Panikattacken treten dabei in Situationen auf, in denen keine objektive Gefahr besteht. Die Anfälle sind auch nicht auf bestimmte bekannte Belastungen begrenzt, sondern können in jeder Lebenslage entstehen. Panikstörungen sind immer mit körperlichen und psychischen Symptomen verbunden. Die Angstsymptome setzen dabei ganz plötzlich ein und steigern sich innerhalb weniger Minuten zu einem Höhepunkt. Seelische und körperliche Symptome verstärken dabei das Angsterleben. In den meisten Fällen kommt es zu Herzrasen, Hitzewallungen, Beklemmungsgefühlen und Zittern. Auch über Schwitzen, Schmerzen in der Brust, Atemnot und Bauchschmerzen wird häufig geklagt. Hier müssen wir allerdings ausdrücklich davon abraten, eine drohende oder vielleicht sogar schon bestehende Panikattacke mit Kava Kava zu behandeln! Bei Panikstörungen ist Ihr Hausarzt gefragt, der weitere Maßnahmen einleiten muß. Wenn die Panikattacke so ausgeprägt sein sollte, daß Beschwerden mit dem Herz-Kreislaufsystem auftreten sollten, kann unter Umständen sogar ein Klinikaufenthalt angezeigt sein.
Viele Patienten haben Angst zu sterben oder aufgrund der intensiven körperlichen Beschwerden das Gefühl, die Kontrolle über die

Situation zu verlieren. In diesem Moment wird oft der Notarzt alarmiert.
Generell gilt, daß bei Menschen, die an Panikstörungen leiden, der Einsatz von Kava Kava nur begrenzt möglich ist, da zur Behandlung ein Medikament nötig ist, dessen angstlösende Wirkung sehr schnell eintritt. Grundsätzlich kann man nur empfehlen, daß bereits bei den ersten Anzeichen ein Arzt aufgesucht werden sollte!
Die Panikstörung kann ein einmaliges Ereignis sein, meist bleibt sie jedoch über Jahre in unterschiedlicher Intensität bestehen. Komplikationen bei langwierigen Verläufen sind besonders der Mißbrauch von Alkohol oder Beruhigungsmedikamenten.
Panikstörungen entstehen bei rund zwei bis drei Prozent aller Menschen im Laufe ihres Lebens. Einzeln auftretende Panikattacken erleben wahrscheinlich elf Prozent der Frauen und sieben Prozent der Männer irgendwann in ihrem Leben. Eine Sonderform der Panikstörung ist das Herzangstsyndrom. Hier konzentriert sich die Angst auf ein möglicherweise schwerwiegendes Herzleiden. Vor allem Männer im mittleren Lebensalter sind davon betroffen.

Therapievorschlag:
Sollten Sie bei sich eine Panikstörung vermuten, begeben Sie sich dringend in ärztlich-psychologische Behandlung. Es sei nochmals darauf hingewiesen, daß sich Kava-Präparate nicht zur Behandlung einer akuten Panikattacke eignen, da die angstlösende Wirkung verzögert eintritt. Im Rahmen eines therapeutischen Gesamtkonzepts können sie jedoch auch hier, im Verbindung mit einer Psychotherapie und in Ergänzung einer Psychopharmaka-Behandlung eingesetzt werden. Der ausgleichende und stabilisierende Einfuß der Kava Kava auf die psychische Verfassung kann zur Vorbeugung erneuter Angstanfälle beitragen. Besprechen Sie eventuelle Behandlungsversuche mit Kava Kava unbedingt zuerst mit ihrem behandelnden Arzt. Zur begleitenden Therapiemaßnahme in der Vorbeugung von Panikanfällen eignen sich sowohl Kava-Trockenextrakte als auch ein Kaltwasserauszug. Bei den

Trockenextrakten werden als Anfangsdosierung 60 bis 120 Milligramm Kava-Pyrone pro Tag empfohlen, dies entspricht in etwa einem Kaltwasserauszug aus 15 Gramm Kava-Wurzelpulver (siehe im Kapitel ›Rezepte‹, S. 111 ff.). Die Einnahme sollte in einer oder zwei Einzeldosen jeweils zu einer Mahlzeit erfolgen. Bei Bedarf und guter Verträglichkeit kann die Dosis auf bis zu 240 Milligramm gesteigert werden. Da eine Langzeittherapie mit Kava Kava noch nicht ausreichend untersucht ist, sollte die Anwendung zunächst auf drei Monate beschränkt bleiben.

Generalisierte Angst

Definition: Langanhaltende Angst, die nicht nur auf bestimmte Situationen oder Objekte begrenzt ist. Es bestehen unrealistische Befürchtungen, motorische Spannung und vegetative Übererregbarkeit.

Charakteristisch für die generalisierte Angst sind übertriebene, eigentlich unrealistische und lange andauernde Befürchtungen und Ängste. Diese betreffen fast alle Bereiche des Lebens. Die Angstsymptomatik besteht an fast allen Tagen, über einen längeren Zeitraum (mindestens sechs Monate) hinweg und schwankt allenfalls in ihrer Stärke. Patienten, die an generalisierter Angst leiden, sind die meiste Zeit des Tages damit beschäftigt, sich Sorgen zu machen. Ihre Befürchtungen können sich zum Beispiel darauf beziehen, daß dem Partner oder dem eigenen Kind etwas passieren wird, obwohl es dafür gar keine Anzeichen gibt. Diese Menschen sind kaum – wenn überhaupt, dann nur kurzfristig – in der Lage, sich von ihren Sorgen abzulenken oder zu distanzieren. Die Angst äußert sich typischerweise in motorischer Anspannung und vegetativer Übererregtheit sowie erhöhter Aufmerksamkeit und Überwachsamkeit. Kava Kava wird zunehmend von Medizinern zur Behandlung von leichten bis mittleren generalisierten Angststörungen eingesetzt. Die Patienten profitieren vor allem von der spannungslösenden und ausgleichenden Wirkung der Kava-Pyrone.

Angstsymptome bei der generalisierten Angst

– *Motorische Spannung*

- Zittern, Zucken oder Beben,
- Muskelspannungen, Schmerzen,
- Ruhelosigkeit, »Drang, sich bewegen zu müssen«,
- leichte Ermüdbarkeit.

– *Vegetative Übererregtheit*

- Atemnot und Beklemmungsgefühle,
- Herzklopfen oder -rasen,
- Schwitzen,
- kalte oder warme Hände,
- Mundtrockenheit,
- Benommenheit oder Schwindel,
- Übelkeit, Durchfall, Magenkrämpfe,
- Hitzewallungen oder Kälteschauer,
- häufiges Wasserlassen,
- Kloßgefühl im Hals, Schluckbeschwerden.

– *Überwachsamkeit und erhöhte Aufmerksamkeit*

- übermäßige Schreckhaftigkeit,
- Konzentrationsschwierigkeiten oder »Blackout«,
- Reizbarkeit,
- Ein- und Durchschlafstörungen,
- Gefühl des Angespanntseins.

Da die Unterschiede zwischen generalisierter Angst und normaler Angst fließend sind, gibt es in der Literatur keine verläßlichen Angaben über die Häufigkeit, mit der diese Störung vorkommt. Generalisierte Angst tritt meist zwischen dem 20. und 30. Lebensjahr auf und scheint Frauen öfter zu betreffen als Männer. Ohne entsprechende Behandlung bestehen die Symptome meist über mehrere Jahre hinweg. Die Beeinträchtigung des sozialen und beruflichen Lebens ist bei der generalisierten Angst niedriger als bei anderen Angststörungen.

Therapievorschlag:
In Verbindung mit einer Psychotherapie eignen sich Kava-Präparate besonders zur Behandlung leichter bis mittelschwerer Formen der generalisierten Angststörung. Empfohlen ist eine Dosierung von 60 bis 120 Milligramm Kava-Pyrone pro Tag, dies entspricht dem Kaltwasserauszug aus zirka 15 Gramm Kava-Wurzelpulver (siehe im Kapitel ›Rezepte‹, S. 111 ff.). Bei Bedarf kann die Dosis verdoppelt werden. Die Einnahme sollte in ein bis zwei Einzeldosen jeweils zu einer Mahlzeit erfolgen. Über die Auswirkungen einer Langzeitbehandlung mit Kava ist momentan noch wenig bekannt, so daß die Anwendung zunächst auf drei Monate beschränkt sein sollte. Wenn Sie beabsichtigen, Kava einzunehmen, besprechen Sie dies mit Ihrem Arzt.

Agoraphobie oder Platzangst

Definition: Die Agoraphobie ist geprägt durch Ängste, sich an Orten oder Institutionen zu befinden, in denen beim plötzlichen Auftreten von Angstsymptomen eine Flucht nur schwer möglich ist oder aber keine Hilfe verfügbar wäre.

Bei der Agoraphobie besteht nicht nur Angst vor großen Plätzen (»Agora« ist das griechische Wort für Marktplatz), sondern vor allen Situationen, in denen sich der Betroffene außerhalb der gewohnten Umgebung aufhält. Menschen, die daran leiden, entwickeln Ängste, wenn sie sich in großen Menschenmengen befinden, wenn sie einkaufen gehen, sich auf öffentlichen Plätzen aufhalten oder alleine auf Reisen beziehungsweise weit von ihrem Zuhause entfernt sind. Charakteristisch für die Agoraphobie ist die Angst vor Situationen, in denen eine Flucht nur schwer möglich ist oder keine Hilfe von anderen zur Verfügung steht. Das bedeutet: Wenn sich der Betroffene in solchen Situationen (zum Beispiel Menschenmengen) aufhält, befürchtet er, daß beim Auftreten von körperlichen Veränderungen (zum Beispiel Schwindel) keine Hilfe zur Hand ist. Er bekommt Angst vor dem Auftreten von körperlichen Symptomen, wie Schwindel, Herzklopfen oder Verlust der Blasen- und Darmkontrolle.

Therapievorschlag:
Die Behandlung dieser Personen konzentriert sich vor allem auf eine Änderung ihres Vermeidungsverhaltens. Eine langjährige – für Patient und Therapeut sehr anstrengende – Verhaltenstherapie steht bei dieser Angststörung im Vordergrund. Diese kann durch die Gabe von Kava-Präparaten positiv unterstützt werden. Auch hier hat sich eine Dosierung von 60 bis 120 Milligramm Kava-Pyrone pro Tag bewährt. In schweren Fällen können 240 Milligramm und mehr erforderlich sein. Die Dosis sollte generell an die erwünschten und unerwünschten Wirkungen angepaßt sein. Die Auswirkung eines längerfristigen, hochdosierten Kava-Gebrauchs sind bislang noch nicht ausreichend erforscht. Die Tageshöchstdosis sollte deshalb 500 Milligramm Kava-Pyrone nicht überschreiten, dies ist meistens auch nicht erforderlich. Die Anwendung sollte nicht länger als drei Monate ununterbrochen durchgeführt werden, bei Bedarf kann sie nach einer 14tägigen Pause wieder aufgenommen werden. Selbstverständlich ist auch hier der Kaltwasserauszug aus pulverisierter Kava-Wurzel eine Alternative zu den Fertigarzneimitteln. Dabei lassen sich aus 15 Gramm Wurzelpulver rund 100 Milligramm Kava-Pyrone gewinnen (siehe im Kapitel ›Rezepte‹, S. 111 ff.). Die Tagesdosis entspricht der oben genannten, sie wird in ein oder zwei Einzeldosen jeweils zu einer Mahlzeit eingenommen.

Soziale Phobie

Definition: Die soziale Phobie ist eine anhaltende Angst vor Situationen, in denen die betreffende Person im Mittelpunkt der Aufmerksamkeit anderer steht. Die Angst wird als übertrieben oder unvernünftig empfunden und führt in der Regel zu einem ausgeprägten Vermeidungsverhalten.

Das Hauptmerkmal der sozialen Phobie ist, daß sich der Patient beobachtet fühlt und befürchtet, etwas zu tun, was demütigend oder peinlich für ihn sein könnte. Die Ängste können sich dabei auf bestimmte Situationen in der Öffentlichkeit beziehen oder in fast allen Lebenslagen außerhalb des vertrauten Personenkreises auftreten. Typische Beispiele sind die Angst, beim Essen in der Öffentlichkeit beobachtet zu werden, in einer öffentlichen Toilette zu urinieren oder vor Publikum zu sprechen oder aufzutreten. Aber nicht jedes Auftreten einer solchen Angst, welche die meisten Menschen kennen, ist krankhaft. Ausschlaggebend ist, daß der Betroffene diese Ängste in übertriebener Form aufweist, daß sie ihm zwar unbegründet erscheinen, er sich aber trotzdem nicht dagegen wehren kann. Dadurch entsteht oft ein ausgeprägtes Vermeidungsverhalten, das meist zum sozialen Rückzug führt. Menschen, die an dieser Angststörung leiden, haben in fast allen Fällen ein insgesamt schwaches Selbstbewußtsein und fürchten jegliche Art von Kritik. Typische Angstsymptome sind unter anderem Erröten, Vermeiden von Blickkontakt, Händezittern, Übelkeit oder Drang zum Wasserlassen.

Therapievorschlag:
Eine milde soziale Phobie ist beinahe das ideale Einsatzgebiet von Kava Kava. Die Patienten nehmen verstärkt wieder am öffentlichen und gesellschaftlichen Leben teil, sie können sich mit weniger Hemmungen an Gesprächen beteiligen und verstehen Kritik wieder in ihrem ursprünglichen Sinne, nämlich als Hilfestellung von befreundeten Menschen. Mit einer Tagesdosis von 60 bis 120 Milligramm Kava-Pyrone pro Tag tritt allermeistens eine rasche Beschwerdebesserung ein. In manchen Fällen ist die doppelte Dosis erforderlich. Die Einnahme erfolgt ein- bis zweimal täglich und sollte nicht länger als drei Monate ununterbrochen fortgesetzt werden. Fertigarzneimittel und Kaltwasserauszug (siehe im Kapitel ›Rezepte‹, S. 111 ff.) sind gleichermaßen geeignet.

Einfache (spezifische) Phobien

Definition: Bei der einfachen (spezifischen) Phobie kommt es zu einer anhaltenden Angst vor einem bestimmten Objekt oder einer bestimmten Situation. Man spricht nur dann von einer einfachen Phobie, wenn die Angst erhebliches Leiden verursacht.

Einfache Phobien sind gekennzeichnet durch das Auftreten von unangemessenen Ängsten und Angstreaktionen vor einem bestimmten Objekt oder einer bestimmten Situation. Dabei entstehen Angstsymptome wie Zittern, Herzrasen oder Ohnmachtsanfälle immer, wenn die Betroffenen auf die angstauslösenden Umstände treffen. Es ist zu beachten, daß nur dann eine einfache Phobie vorliegt, wenn die Folgen des Vermeidungsverhaltens den normalen Alltag, die sozialen Aktivitäten oder Beziehungen beeinträchtigen beziehungsweise die Angst erhebliches Leiden verursacht. Die Phobie wird zu einer erheblichen Belastung, wenn dem Auslöser nicht ausgewichen werden kann oder dieser häufig vorkommt. Die Gegenstände der einfachen Angst sind sehr vielfältig.

Therapievorschlag:
Neben verhaltenstherapeutischen Maßnahmen wird auch zunehmend Kava Kava zur Behandlung dieser Störung eingesetzt. Hier wird vor allem die angstlösende und beruhigende Wirkung der Kava-Pyrone genützt. Es muß jedoch nochmals darauf hingewiesen werden, daß durch die alleinige Einnahme von Kava Kava ohne entsprechende psychotherapeutische Anstrengungen nur wenig Aussicht auf Erfolg besteht. Zur begleitenden Therapie wird Kava Kava in der üblichen Dosierung von 60 bis 120 Milligramm Kava-Pyrone täglich empfohlen, (bei Bedarf bis 240 Milligramm täglich). Die Tagesdosis kann entweder auf einmal am Abend oder jeweils die Hälfte morgens und abends zu den Mahlzeiten eingenommen werden, Kava-Trockenextrakte und Kaltwasserauszug (siehe im Kapitel ›Rezepte‹, S. 111 ff.) sind gleichermaßen geeignet. Führen Sie die Behandlung nicht länger als drei Monate ununterbrochen durch.

Andere Angststörungen

Neben den drei Hauptgruppen der Angststörungen: Panik, generalisierte Angst und Phobien gibt es noch weitere seltenere Angststörungen, wobei hier nur auf die posttraumatische Belastungsreaktion eingegangen werden soll.
Unter posttraumatischen Belastungsreaktionen versteht man Ängste, die sich nach einem schlimmen Erlebnis oder mehreren schrecklichen Ereignissen (Traumata) entwickeln und über Jahre bestehen bleiben. Ängste dieser Art entstehen zum Beispiel nach Folterungen, Naturkatastrophen oder Attentaten. Viele Holocaustopfer leiden noch heute an posttraumatischen Belastungsreaktionen.
Hauptmerkmale sind die ständige Erinnerung an das Erlebnis in Form von Alpträumen sowie die fortwährende Angst, es könnte sich wiederholen. Zu den körperlichen Symptomen zählen Ein- und Durchschlafstörungen, Reizbarkeit und erhebliche Konzentrationsstörungen. Die Betroffenen neigen nach dem Trauma auch zu einer übertriebenen Schreckhaftigkeit. Die Behandlung der posttraumatischen Belastungsreaktion erfordert fast immer eine langjährige Verhaltens- oder Gesprächstherapie, um die erlebten Katastrophen verarbeiten zu können. Kava Kava kann unterstützend zur Behandlung der begleitenden Schlafstörungen sowie zur Reduktion der erhöhten Reizbarkeit eingesetzt werden. Die Kava-Behandlung folgt hier denselben Prinzipien wie bei den übrigen Angststörungen.

Es kann gut sein, daß viele Therapeuten und Ärzte wenig oder gar nichts über Kava Kava wissen, aber Sie sind ja nach dem Studium dieses Buches beinahe Spezialist für Kava Kava. Erzählen Sie Ihrem Therapeuten von Kava Kava, vielleicht tragen Sie dadurch einen Teil dazu bei, daß mehr Menschen, die unter Ängsten leiden, von Kava Kava profitieren können.

Merksätze für den Umgang mit einer Angstsituation

- Angstgefühle und dabei auftretende körperliche Symptome sind verstärkte normale Streßreaktionen.
- Angstreaktionen sind nicht schädlich für die Gesundheit.
- Verstärken Sie Angstreaktionen nicht durch furchterregende Phantasievorstellungen!
- Bleiben Sie in der Realität! Beobachten und beschreiben Sie innerlich, was um Sie herum wirklich geschieht.
- Bleiben Sie in der Situation, bis die Angst vorübergeht.
- Beobachten Sie, wie die Angst von alleine wieder abnimmt.
- Vermeiden Sie keine Angstsituation!
- Setzen Sie sich allen Situationen aus, die Ihnen Angst machen.
- Seien Sie stolz auf kleine Erfolge, auch auf die ganz winzigen.
- Nehmen Sie sich in der Angstsituation Zeit.

Die Merksätze sollen Sie daran erinnern, daß es notwendig ist, die eigene Erwartungsangst möglichst herabzusetzen. Zudem sollten Sie sich der Situation bewußt und lange genug aussetzen, bis Sie wiederholt die Erfahrung machen, daß die Angst nicht zur Katastrophe wird. So können Sie beobachten, daß die Angsterregung nicht dauernd anhält, sondern auch wieder von alleine verschwindet. Außerdem ist es wichtig, daß Sie sich immer wieder sagen, daß Ihnen nichts Schlimmes passieren kann, auch wenn Sie intensive körperliche Reaktionen verspüren. Denken Sie daran, daß Ihre Ängste um so größer werden, je öfter Sie Ihnen aus dem Weg gehen. Wenn Sie die Angst bewältigen wollen, dann vermeiden Sie die Angst nicht, laufen Sie nicht davon, sondern setzen Sie sich ihr bewußt aus.

Angst-Fragebogen

Der folgende Fragebogen soll Ihnen helfen, eine möglicherweise bestehende Angststörung zu erkennen. Der Fragebogen ersetzt natürlich nicht eine komplette und differenzierte Diagnostik durch

den Arzt, Psychologen oder Psychotherapeuten. Aber er gibt Ihnen vielleicht einen ersten Hinweis darauf, ob Sie an einer Angststörung leiden oder nicht. Wenn Sie den Fragebogen bearbeiten und bei der Auswertung feststellen, daß keine der beschriebenen Veränderungen auf Sie zutrifft, heißt das nicht, daß Sie keine Angsterkrankung haben können. Das Ausfüllen des Fragebogens ersetzt also keinesfalls den Arztbesuch.
Die folgenden Aussagen des Angstfragebogens beziehen sich auf die zuvor beschriebenen häufigsten Merkmale der einzelnen Angststörungen. Dabei muß beachtet werden, daß nicht zu jeder bekannten Angsterkrankung eine Frage vorkommt. Beantworten Sie jede Frage mit »Ja« oder »Nein«, und antworten Sie in Ihrem eigenen Interesse wahrheitsgemäß. Am Ende des Angstfragebogens finden Sie dessen Auswertung.

1. Hatten Sie schon einmal einen Angstanfall in einer Situation, in der die meisten Menschen nicht ängstlich sind?

2. Angstanfälle treten in Situationen ernster Gefahr oder Bedrohung für Leib und Leben auf. Treten Ihre Angstanfälle auch unabhängig von solchen Situationen auf?

3. Denken Sie an Ihren schlimmsten Angstanfall zurück! Traten während dieses Angstanfalls folgende körperlichen oder seelischen Veränderungen auf?

- Schwierigkeiten durchzuatmen oder Atemnot,
- Herzklopfen,
- Engegefühl in der Brust,
- Bauchschmerzen oder -krämpfe,
- Schweißausbrüche,
- Hitzewallungen oder Kälteschauer,
- Übelkeit oder Brechreiz,
- Zittern der Hände und weiche Knie,
- Angst zu sterben,
- Eindruck, die Umgebung sei unwirklich.

4. Traten diese Beschwerden sehr plötzlich auf und verschlimmerten sie sich in den folgenden Minuten bis zu einem Höhepunkt?

5. Hatten Sie nach einem Angstanfall über einen längeren Zeitraum Angst, daß sich dieses Ereignis wiederholen könnte?

6. Haben Sie sich jemals länger als ein halbes Jahr sehr ängstlich, angespannt oder besorgt gefühlt?

7. Bekümmern Sie Dinge, die höchstwahrscheinlich nicht eintreten werden?

8. Machen Sie sich über verschiedene Dinge wie Partner, Kinder, Beruf, Gesundheit und Finanzen Sorgen, und ist es schwierig für Sie, davon Abstand zu nehmen?

9. Kam es zu folgenden körperlichen und seelischen Veränderungen, wenn Sie längere Zeit sehr besorgt oder ängstlich waren?

- Waren Sie leicht ermüdbar?
- Waren Sie sehr aufgeregt, nervös und schreckhaft?
- Zitterten Sie am ganzen Körper?
- Waren Sie unruhig und ruhelos?
- Hatten Sie Muskelverspannungen?
- Waren Sie leicht reizbar?
- Hatten Sie Schwierigkeiten, sich zu konzentrieren?
- Hatten Sie kalte oder feuchte Hände?
- Haben Sie leicht Schweißausbrüche bekommen?
- Hatten Sie Herzklopfen oder -rasen?
- Fühlten Sie sich schwindlig oder benommen?
- Hatten Sie einen trockenen Mund?
- Hatten Sie Ein- oder Durchschlafprobleme?
- Hatten Sie das Gefühl, die Kontrolle zu verlieren?

10. Manche Menschen haben so große Angst vor Menschenmengen, öffentlichen Verkehrsmitteln, Plätzen oder davor, alleine das Haus zu verlassen, daß Sie solche Situationen nur unter starken Angstgefühlen ertragen können oder ganz vermeiden. Hatten Sie jemals starke unbegründete Angst:

- vor Menschenmengen oder in einer Schlange zu stehen,
- das Haus zu verlassen oder alleine unterwegs zu sein,
- sich auf öffentlichen Plätzen aufzuhalten,
- sich in öffentlichen Verkehrsmitteln aufzuhalten?

11. Haben die Ängste vor Menschenmengen, Plätzen oder öffentlichen Verkehrsmitteln in einer entsprechenden Situation zu einer oder mehreren der folgenden Reaktionen geführt:

- Schwitzen oder Zittern,
- trockener Mund,
- Herzklopfen oder –rasen,
- Atemnot oder Erstickungsgefühle,
- Ohnmachtsgefühle,
- Angst, die Kontrolle zu verlieren?

12. Vermeiden Sie Menschenmengen, belebte Plätze oder öffentliche Verkehrsmittel wegen dieser Ängste?

13. Haben die Ängste vor Menschenmengen, Plätzen oder öffentlichen Verkehrsmitteln oder das Vermeiden dieser Situationen wesentlich in Ihr Leben eingegriffen?

14. Konnten Sie wegen der Angst vor Menschenmengen, Plätzen oder öffentlichen Verkehrsmitteln irgendwann einmal nicht verreisen, obwohl Sie es gerne getan hätten?

15. Waren Sie wegen der Angst vor Menschenmengen, Plätzen oder öffentlichen Verkehrsmitteln einmal einen ganzen Tag nicht in der Lage, Ihre Wohnung zu verlassen?

16. Manche Menschen haben sehr große Angst davor, etwas in Gegenwart anderer Menschen zu tun oder tun zu müssen. Haben Sie in den folgenden Situationen schon einmal unbegründet große Angst gehabt oder aufgrund von Ängsten diese Situation vermieden:

– vor anderen Ihnen bekannten Menschen zu sprechen,
– auf die Toilette zu müssen (Kino, Theater),
– in der Öffentlichkeit zu essen oder zu trinken,
– zu schreiben, wenn Ihnen jemand zuschaut,
– vor einer Gruppe fremder Menschen zu sprechen?

17. Hat die Angst, vor anderen etwas zu tun, über einen längeren Zeitraum angehalten?

18. Hat Sie die Angst, vor anderen etwas zu tun, daran gehindert zu einer Party oder sonstigen gesellschaftlichen Veranstaltung zu gehen?

19. Werden Sie äußerst nervös, unruhig oder beginnt Ihr Herz zu rasen und bekommen Sie feuchte Hände, wenn Sie wissen, daß Sie vor anderen Menschen sprechen oder etwas tun müssen?

20. Kommt es bei Ihnen zu unbegründeten Angstzuständen oder zu einem Vermeidungsverhalten, wenn Sie folgenden Situationen oder Dingen ausgesetzt sind:

– Höhe, zum Beispiel auf Aussichtstürmen,
– Benutzung eines Flugzeugs,
– Stürme, Blitz und Donner,
– Schlangen, Vögeln, Insekten oder anderen Tieren,
– geschlossenen Räumen,
– Blut zu sehen oder Spritzen zu bekommen?

21. Hat die Angst vor bestimmten Dingen oder die Vermeidung einer Situation, in der Sie diesen Dingen begegnen können, wesentlich in Ihr Leben eingegriffen?

22. Hat die Angst vor bestimmten Dingen Sie stark belastet oder beeinträchtigt?

23. Hat die Angst vor bestimmten Dingen dazu geführt, daß Sie berufliche oder private Tätigkeiten nicht durchführen konnten?

Auswertung

Der Fragebogen zur Angst gibt nur einen Hinweis auf eine möglicherweise bestehende Angststörung. Sollten Sie nach der Bearbeitung den Eindruck haben, an einer Angsterkrankung zu leiden, sprechen Sie bitte offen mit einem Arzt Ihres Vertrauens darüber. Er wird Ihnen weiterhelfen. Es ist zu beachten, daß ein Mensch an verschiedenen Formen der Angst erkranken kann.

– Panikstörung
Sie leiden möglicherweise an einer Panikstörung, wenn Sie die Fragen 1, 2, 4 und 5 mit Ja beantwortet haben und mindestens ein Symptom aus Frage 3 an sich beobachtet haben.

– Generalisierte Angst
Haben Sie die Fragen 6, 7 und 8 mit Ja beantwortet und mindestens fünf Beschwerden aus Frage 9 an sich beobachtet, dann liegt bei Ihnen vielleicht eine generalisierte Angststörung vor.

– Agoraphobie oder Platzangst
Bei Ihnen könnte eine Agoraphobie vorliegen, wenn Sie die Fragen 12, 13, 14 und 15 mit Ja beantwortet haben und ein Symptom aus Frage 11 schon einmal bei sich beobachtet haben.

– Soziale Phobie
Haben Sie die Fragen 16, 17, 18 und 19 mit Ja beantwortet, dann leiden Sie möglicherweise an einer sozialen Phobie.

– Spezifische Phobie
Sie leiden möglicherweise an einer spezifischen Phobie, wenn Sie die Fragen 20, 21, 22 und 23 mit Ja beantwortet haben.

Schlafstörungen

Der Einsatz von Kava Kava bei Schlafstörungen liegt auf der Hand. Auch hier sind die gute Verträglichkeit und das fehlende Abhängigkeitspotential ein entscheidender Vorteil gegenüber den Benzodiazepinen. Besonders ältere Menschen leiden häufig unter Ein- und Durchschlafstörungen. Schlafmittel gehören deshalb zu den am häufigsten verordneten Medikamenten in Deutschland. Dabei ist die Gefahr der Suchtentwicklung beim längeren Gebrauch von Benzodiazepinen besonders hoch. Meist entsteht hier die Abhängigkeit unbemerkt und ohne daß die Dosis weiter gesteigert werden muß. Wird die gewohnte Schlaftablette jedoch aus irgendeinem Grund ein oder zwei Tage lang nicht eingenommen, können heftige Entzugserscheinungen und Verwirrtheitszustände auftreten. Von Kava Kava geht keine Suchtgefahr aus. Sie ist nicht zuletzt deshalb ein ideales Mittel zur Behandlung von leichten bis mittelschweren Ein- und Durchschlafstörungen. Auch hier ist die Wirkung dosisabhängig: In der üblichen Dosierung von täglich 70 bis 210 Milligramm tritt meist ohne lange Verzögerung der schlaffördernde Effekt ein. Die Einschlafzeit und nächtliche Wachphasen werden verkürzt. Traum- und Tiefschlaf bleiben – im Gegensatz zu den gebräuchlichen Schlafmitteln – durch die Kava-Pyrone weitgehend unbeeinflußt.

Durch die günstigen Wirkungen von Kava Kava auf das seelische Gesamtbefinden normalisiert sich der Schlaf. Einen Überhang der schlaffördernden Wirkung am nächsten Morgen, den sogenannten Hangover-Effekt, der bei den frühen synthetischen Schlafmitteln beobachtet wurde, gibt es unter der Einwirkung von Kava Kava nicht.

Förderung der Hirnleistung

In den klinischen Untersuchungen der Kava-Wirkungen ergaben sich Hinweise für eine positive Auswirkung der Pflanzendroge auf die Merk- und Konzentrationsfähigkeit. Symptome wie verminderte Aufmerksamkeit, zunehmende Vergeßlichkeit oder gar »Leere im Kopf« werden häufig, besonders im fortgeschrittenen Lebensalter beklagt. Aber auch immer mehr jüngere Patienten leiden an Merk- und Konzentrationsstörungen. Die sogenannten höheren Gehirnleistungen sind ein komplexes Phänomen und deshalb ausgesprochen empfindlich für Störungen. Neben organischen, psychischen und psychosomatischen Erkrankungen stellt ein »ungesunder Lebenswandel« einen bedeutenden Störfaktor für die Gehirnleistung dar. Chronischer Schlafmangel kann allmählich in einen Erschöpfungszustand übergehen, der nicht selten körperliche, psychosomatische oder rein seelische Leiden nach sich zieht. Medikamentenmißbrauch, Alkohol- und Drogenkonsum, Kaffee- und Nikotingenuß wirken sich ebenfalls negativ auf die Denkfähigkeit aus. Bei Erschöpfungszuständen ist Erholung die Therapie der Wahl. Gehen die geistigen Leistungseinbußen jedoch auf eine seelische oder körperliche Erkrankung zurück, muß in erster Linie diese Grunderkrankung behandelt werden. Hierbei können auch pflanzliche Medikamente zum Einsatz kommen, wie etwa Johanniskraut zur Stimmungsaufhellung, Hopfen und Baldrian zur Beruhigung oder eben Kava Kava zur Angstlösung. Einen konkreten positiven Einfluß auf die Gehirnleistung, insbesondere die Merkfähigkeit und das Konzentrationsvermögen, konnte bislang weder Kava Kava noch irgendeinem anderen Medikament bescheinigt werden. Immerhin kann durch die Behandlung mit Rauschpfeffer-Zubereitungen – über den Umweg eines gebesserten Gesamtbefindens – ein gewisser Beitrag zur geistigen Stabilisierung bei streß- und angstbedingter Einschränkung der Hirnleistung geleistet werden. Allerdings nur, wenn gleichzeitig auch der Lebensstil korrigiert wird und genügend Schlaf und körperliche Aktivität gewährleistet sind. Der Bericht einer jungen Patientin, die an Erschöpfungszuständen mit depressiven Verstimmungen litt, verdeutlicht die positiven Effekte, die Kava Kava hierbei haben kann:

»Als Studentin litt ich in der etwas streßreichen Endphase meines Studiums zunehmend unter Übellaunigkeit, Gereiztheit sowie unter Konzentrationsschwäche. Unkontrollierte Wutausbrüche,

ausgelöst durch alltägliche Kleinigkeiten, und kleinere hysterische Anfälle gehörten zu dieser Zeit zur Tagesordnung, ebenso häuften sich Phasen depressiver Niedergeschlagenheit. Als labiler Mensch, der auch in vergangenen Jahren immer wieder zu übermäßigem Alkoholgenuß neigte, suchte ich schließlich nach dem idealen Medikament, das mich zur Ruhe kommen lassen sollte, ohne mich in Rauschzustand zu versetzen, und das vor allem kein Risiko irgendeiner Form von Abhängigkeit bergen sollte. Eine ärztlich psychologische Behandlung lehnte ich ab. Nach dem Lesen einer pharmazeutischen Studie über Kava Kava und Rücksprache mit einem Arzt nahm ich zwei Monate lang eine Tagesdosis von 250 Milligramm Kava Kava ein.

Ich bin regelrecht begeistert von diesem Medikament! Bereits nach wenigen Tagen fand ich die nötige innere Gelassenheit, mich ohne Versagensangst auf mein Studium konzentrieren zu können. Ich war wieder in der Lage, alltäglichen Vorkommnissen die ihnen gebührende Wichtigkeit beizumessen, und mein Gemütszustand orientierte sich weitgehend an der Dynamik des Alltags. Nach zwei Monaten waren meine Ausgeglichenheit und mein Selbstvertrauen wieder soweit hergestellt, daß ich die Droge absetzte.

Kava Kava hatte bei mir allerdings auch einen unerwarteten und recht unangenehmen Nebeneffekt: Ich war auch im Bett nunmehr schwer aus der Ruhe zu bringen. Das Medikament reduzierte deutlich meinen Sexualtrieb! (Nach Absetzen des Medikaments war dieser wieder wie gewohnt.)

Zum Schluß noch eine sehr positive Beobachtung: Kava Kava kam meinem Hang nach zu viel Alkohol entschieden zugute: Mein Bedürfnis nach Alkohol war während der zwei Monate Einnahme entschieden reduziert.«

Christiane S.

Klimakterium

Bei vielen Frauen lösen die Wechseljahre vielfältige Probleme aus. Das Ausbleiben der Monatsblutung und die hormonellen Veränderungen sind eine Belastung für Körper und Seele. Innere Unruhe, Anspannung, Nervosität, Angstzustände sowie Hitzewallungen und Schlafstörungen zählen zu den am meisten beklagten Beschwerden. Sie werden unter der Bezeichnung »klimakterisches Syndrom« zusammengefaßt. In Studien konnten die Kava-Pyrone eine Reihe dieser Beschwerden bereits nach einer Behandlungswoche spürbar mildern. Nach einer vierwöchigen Therapie wurde eine deutliche Besserung der Beschwerden verzeichnet. Es zeigte sich jedoch auch, daß das klimakterische Syndrom einen vielschichtigen Beschwerdenkomplex darstellt, dem sowohl psychische als auch hormonelle Ursachen zugrundeliegen. Eine erfolgreiche Behandlung kann deshalb nicht durch eine Einzelmaßnahme erzielt werden. Im Zusammenhang mit weiteren Behandlungsmaßnahmen, wie Hormonersatztherapie oder psychotherapeutische Verfahren, können die Kava-Pyrone wegen ihres stabilisierenden Einflusses auf die psychische Verfassung einen wertvollen Beitrag leisten. Dies bestätigen auch die Erfahrungen einer Patientin mit Kava Kava:

»Ich entschied mich für Kava Kava auf Grund verschiedener psychosomatischer Beschwerden während der Wechseljahre wie: nervöse Angstzustände, Schlaflosigkeit, Hitzewallungen, Abgeschlagenheit, Antriebslosigkeit, Juckreiz der Haut, Muskelverspannungen im Nacken und Rückenbereich, häufige leichte Kopfschmerzen und Schwindelgefühl. Für die Dauer von acht Tagen nahm ich abends zwei Tabletten mit je einem Kava-Pyron-Gehalt von 60 Milligramm.
Bereits nach der ersten Einnahme der Tabletten konnte ich sehr gut durchschlafen und meine sonstige morgendliche Müdigkeit und Abgeschlagenheit waren verschwunden. Ich fühlte eine gesteigerte Leistungsfähigkeit und war guter Laune.
Nach weiteren zwei Tagen der Einnahme verschwanden die innere Unruhe und die undefinierbaren Angstzustände. Auch meine klimakteriumbedingten Hitzewallungen ließen spürbar nach. Der Juckreiz ist ebenfalls zurückgegangen.
Als positiver Nebeneffekt stellte sich eine leichte Gewichtsabnah-

me ein, da das vorher ständig vorhandene Hungergefühl plötzlich verschwunden war.
Ich hoffe, daß bei weiterer Einnahme von Kava Kava auch meine Kopfschmerzen und das Schwindelgefühl verschwinden werden.«

Barbara V.

Suchterkrankungen

Wie entsprechende Untersuchungen zeigen, können die Kava-Pyrone in der Entzugsbehandlung von Alkoholkranken und anderen Suchtpatienten nutzbringend eingesetzt werden. Daß sie selbst kein Abhängigkeitsrisiko in sich bergen, ist hierbei ein wesentlicher Aspekt. In der Entzugstherapie wird der anfängliche Erfolg oft durch anhaltende starke Entzugserscheinungen in Frage gestellt. Nach der rund zweiwöchigen Akutbehandlung tritt häufig ein komplexes Beschwerdebild auf, das bis zu sechs Wochen andauern kann. Die Betroffenen leiden unter Niedergeschlagenheit, Stimmungsschwankungen, Angst, innerer Unruhe, Reizbarkeit, Merk- und Konzentrationsstörungen, Schweißausbrüchen, Appetitlosigkeit und Schlafstörungen. Hier kann Kava Kava Linderung verschaffen. Zwar beeinflußt es das Verlangen nach Alkohol nicht gezielt, doch die stabilisierende Wirkung auf Körper, Geist und Seele führt hier meist zu einer deutlichen Milderung der Entzugssymptome. Auch der langwierige und schwierige Entzug von Benzodiazepin-Abhängigen kann durch die Behandlung mit Kava-Extrakten erleichtert werden. Im folgenden Bericht schildert ein junger Mann, der einen langjährigen Haschischmißbrauch betrieb, seine Erfahrung mit Kava Kava:

»Ich habe etwa drei gestrichene Eßlöffel Kava-Wurzelpulver in ca. 200 Milliliter Vollmilch 24 Stunden kalt extrahiert. Vor dem Konsum rührte ich den Bodensatz noch einmal kräftig um und trank ihn anschließend mit. Der Geschmack war bitter und seifig, trotzdem wurde mein Magen nicht gereizt und es stellt sich keine Übelkeit ein. Die Wirkung trat bereits nach etwa fünf Minuten ein und

steigerte sich innerhalb von etwa 45 Minuten auf ihren Höhepunkt. Insgesamt hielt sie rund zwei Stunden an. Ich fühlte mich stark entspannt bis milde euphorisiert. Bei leichten Überdosen stellte sich eine gewisse Taubheit der gesamten Muskulatur ein. Bei jeder Dosierung trat eine lokalanästhesierende Wirkung an der Zunge ein, die jedoch nach wenigen Minuten wieder verschwand. Der Zustand kann allgemein als angenehm bezeichnet werden, es handelte sich um ein wohliges Eingelulltsein bei gleichzeitig erstaunlicher geistiger Klarheit. Das Bewußtsein blieb unverändert. Bei höherer Dosierung trat ein starkes Schlafbedürfnis ein, ohne daß die Euphorie weiter gesteigert wurde. Die Extraktion kann auch mit Wasser vollzogen werden, allerdings ist der Geschmack mit Milch weniger aggressiv und leichter zu ertragen. Hat man diesen erst einmal durch häufigeren Gebrauch mit der Wirkung assoziiert, kann man ihn fast als angenehm empfinden. Die Möglichkeit einer Gewöhnung bis hin zu leichter psychischer Abhängigkeit halte ich für gegeben. Wie bei vielen psychoaktiven Substanzen müssen die angenehmen Eigenschaften der Wirkung erst durch mehrmalige Einnahme erkannt werden, um sie als angenehm und wohltuend zu erleben. Der kalte Entzug von meinem langjährigen Haschischabusus läßt sich mit Kava Kava jedenfalls leichter ertragen.«

Frank B.

Halsschmerzen

Die lokalanästhesierende Wirkung der Kava Kava ist beim Trinken sofort spürbar. Schon die Südsee-Insulaner nutzten sie zur Behandlung eines rauhen Halses. Dieses Anwendungsgebiet wurde wissenschaftlich noch nicht eingehender untersucht, die Wirksamkeit der Kava Kava liegt hier jedoch auf der Hand, beziehungsweise der Zunge. Dabei ist die örtliche Schmerzbekämpfung durch Kava Kava sicherlich verträglicher und mit weniger Nebenwirkungen behaftet als die der allseits bekannten Halsschmerztabletten aus der Apotheke. Ein schmerzlinderndes Gurgelwasser auf Kava-Basis läßt sich leicht selbst zubereiten. Zunächst wird ein konzentrierter Kamillen- und Salbeitee zubereitet und auf Zimmertemperatur abgekühlt. Dann werden in rund 200 Milliliter Wasser zwei bis drei Teelöffel Kava-Pulver verrührt. Den kalten Kamillen-Salbeitee vermischt man mit der Kava-Lösung und dem Saft einer Zitrone. Das fertige Gebräu wird zum Gurgeln verwendet, dabei setzt die schmerzlindernde Wirkung in wenigen Augenblicken ein und hält für rund 20 Minuten an, dann kann erneut gegurgelt werden. Das Kamillen-Salbeitee-Gemisch wird auf Grund seiner altbekannten entzündungshemmenden Eigenschaften mit dem Kava-Trank vermischt. Je nach Geschmack kann man selbstverständlich auch jede andere Teesorte oder auch nur Wasser verwenden. Im folgenden Bericht schildert ein 35jähriger Mann seine Erfahrungen mit der Kava-Gurgellösung:

»Ich bin schon seit meiner Jugendzeit ein starker Raucher und leide dementsprechend vor allem im Herbst und Winter an immer wiederkehrenden Erkältungskrankheiten, oft mit starken Halsschmerzen. Jeder hat das sicherlich schon einmal erlebt, wenn einem sogar bei jedem Atemzug der Hals schmerzt, vom Schlucken einmal ganz zu schweigen. Vor ein paar Jahren hat mir dann ein befreundeter Arzt die oben beschriebene Kava-Gurgellösung empfohlen. Als ich damals die Zubereitung zum erstenmal ausprobiert habe, war ich wirklich begeistert. Der schmerzlindernde Effekt tritt wirklich innerhalb von einigen Minuten ein und hält nach dem ersten Gurgeln ca. eine halbe Stunde an. Mit jeder weiteren Anwendung verlängert sich die Wirkung. Man bekommt zwar ein mehr oder weniger starkes Taubheitsgefühl auf der Zunge oder im Rachen, aber danach kann man sogar wieder schmerzfrei schlucken. Seit diesem Erlebnis verwende ich die Kava-Gurgellösung immer, wenn ich Halsschmerzen habe. Der einzige Nachteil ist jedoch der Geschmack! Aus diesem Grund füge ich dem heißen Tee immer noch drei bis vier Löffel Honig zu und dann schmeckt es wirklich einigermaßen erträglich. Viele Bekannte, denen ich die Gurgellösung empfohlen habe, sind ebenfalls sehr zufrieden.«

Uwe T.

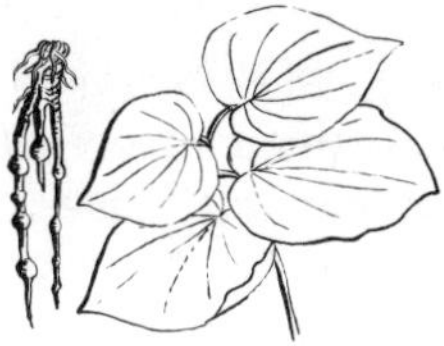

Warnhinweise

Nebenwirkungen

Jedes Medikament hat eine gewünschte nachweisbare Wirkung, die zur Behandlung bestimmter Erkrankungen eingesetzt wird. Auf der anderen Seite treten aber auch unerwünschte Nebenwirkungen, Wechselwirkungen und Unverträglichkeiten mit anderen Arzneimitteln auf. Neue, unbekannte Medikamente mit noch wenig erforschten Wirkstoffen lassen sich erst genau beurteilen, wenn sie in groß angelegten Studien mit hohen Patientenzahlen und über einen langen Zeitraum beobachtet worden sind. Mit Kava Kava liegt nun ein pflanzlicher Arzneistoff vor, der schon seit Jahrtausenden Anwendung gefunden hat. Zugegeben, vor 2000 Jahren gab es noch keine wissenschaftlichen Untersuchungen über Medikamente, aber die alten Überlieferungen der Ureinwohner der Südsee erzählen nur von wenigen unerwünschten Wirkungen. Kava Kava ist seit ca. 150 Jahren eine der am besten auf mögliche Nebenwirkungen untersuchten Pflanzen überhaupt. Die Nebenwirkungen wurden wie bei jedem anderen Medikament auch im Tierversuch getestet. Dazu muß unter standardisierten Bedingungen der zu untersuchende Stoff einer bestimmten Gruppe von gleichen Tieren zugeführt werden. Nun wurden in diesen Tierversuchen nur unter der Gabe von extrem erhöhten Dosen von Kava-Pyronen eine zitronengelbliche Verfärbung der Haut festgestellt. Diese Gelbfärbung der Haut hat man bisher nur bei sehr wenigen Menschen beobachtet, die Kava-Getränke in exzessiv hohen Mengen getrunken hatten. Schon das war Grund genug, um die mögliche Gelbfärbung der Haut und Fingernägel im Beipackzettel der verschiedenen Medikamente oder Zubereitungen aufzunehmen. Allerdings ist diese Nebenwirkung so selten aufgetreten, daß sie manchmal nur unter der Rubrik »Hinweise« des Beipackzettels und nicht unter »Nebenwirkungen« zu finden ist. In der einschlägigen Fachliteratur, in der alle Untersuchungen zu den Nebenwirkungen der verschiedenen Kava-Produkte veröffentlicht wurden, sind folgende genannt:

Mögliche Nebenwirkungen von Kava Kava

- Reaktionen der Haut,
- Appetitlosigkeit,
- Magendruck,
- nächtliche Übelkeit,
- Durchfall,
- Drehschwindel,
- Kopfschmerzen,
- Störungen der Bewegungskoordination,
- Sehstörungen,
- Pupillenerweiterung.

Allerdings sind einige dieser Nebenwirkungen so extrem selten aufgetreten, daß sie bei anderen Medikamenten, die mit einer hohen Anzahl von Nebenwirkungen behaftet sind, gar nicht von Interesse wären. Übelkeit und Magendruck beispielsweise sind bei einer Studie, an der mehrere hundert Testpersonen teilnahmen, nur einmal aufgetreten. Bei einer Ansammlung von einigen hundert Menschen wäre es sicherlich seltsam, nicht zumindest einen anzutreffen, dem nicht in irgendeiner Form übel ist. Alle anderen Nebenwirkungen traten nur dann auf, wenn den Testpersonen exorbitant hohe Dosen an Wirkstoffen zugeführt wurden. Nochmals: Alle Studien, die uns bei den Recherchen zu diesem Buch vorgelegen haben, berichten über extrem seltene bis gar keine Nebenwirkungen. Daher kann man Kava-Zubereitungen als beinahe nebenwirkungsfrei bezeichnen. Ein Risikofaktor könnte allerdings bei den Kava-Produkten, die im Kräuterhandel oder per Versandhaus erhältlich sind, bestehen. Bei diesen Produkten kann man manchmal nicht genau nachvollziehen, woher sie stammen und ob irgendwelche Zusatzstoffe und Hilfsstoffe beigemengt worden sind.

Gegenanzeigen

Gegenanzeigen sind bestimmte Umstände – meist Erkrankungen – welche die Anwendung einer Substanz als nicht sinnvoll oder sogar als gefährlich erscheinen lassen. Momentan sind für Kava Kava nur drei Gegenanzeigen bekannt:

Gegenanzeigen für Kava Kava

- die endogene Depression,
- Schwangerschaft,
- Stillzeit.

Endogene Depression

Die Depression durchdringt den ganzen Menschen. Mut- und schwunglos, ohne Antrieb verläuft der Tag. Die Energie fehlt an allen Ecken und Enden, ein Erschöpfungszustand stellt sich ein. Tätigkeiten des Alltags, die früher leichtfielen, werden zu schier unüberwindlichen Hindernissen. Alles kostet Kraft, aber genau davon ist weniger da. Der depressive Mensch fühlt sich leicht überfordert, niedergeschlagen, erfüllt von einer inneren Leere. Perspektivelosigkeit und Furcht vor der Zukunft sind nicht selten gepaart mit einer diffusen Angst, die schwer erklärbar scheint. Mißmut und Grübelzwang sind durch Ablenkung kaum aus der Welt zu schaffen. Genußfähigkeit und Lebensfreude verschwinden. Hinzu kann eine innere Unruhe kommen, die eine stetige

Unrast schafft. Bei einer Sache konzentriert zu bleiben fällt schwer. Manches wird angepackt, weniges konsequent zu Ende gebracht. Gefühle der Wertlosigkeit kommen auf, der Kranke fühlt sich gegenüber seiner Umgebung klein, minderwertig und nutzlos. Das Selbstwertgefühl sackt in den Keller. Die Folge eines solchen Zustandes ist der Rückzug von sozialen Kontakten. Man handelt nach dem Motto: Ich will niemandem zur Last fallen. Gleichzeitig besteht die Tendenz, sich an Vertraute und Freunde zu klammern. Es ist ein hilfesuchender Appell nach Liebe und Verständnis, der von der Umgebung aber als penetrant und überzogen gewertet wird. Das Urteil der anderen ist dennoch bedeutungsvoll und kann selbst bei harmloser Kritik im privaten wie im beruflichen Bereich als vernichtend erlebt werden. »Alles ist sinnlos, am Ende müssen wir doch sterben« charakterisiert die Haltung des Kranken. In besonders düsteren Momenten wird geäußert, am liebsten nicht mehr leben zu wollen. Dann kreist das Denken nicht nur ständig um die eigene Vergänglichkeit, sondern auch um den befürchteten Tod der Liebsten und Angehörigen. Endogene Depressionen, also ein Gefühl der Traurigkeit, der Antriebsarmut ohne irgendeinen erkennbaren Anlaß dazu, müssen unbedingt von Fachleuten behandelt werden. Dazu können eine medikamentöse Therapie mit antidepressiv wirkenden Medikamenten und eine Psychotherapie gehören. Die endogene Depression ist sicherlich nicht für die Selbstbehandlung und Selbstmedikation geeignet.

Schwangerschaft und Stillzeit

Daß als Gegenanzeigen für Kava Kava Schwangerschaft und Stillzeit aufgeführt werden, liegt ganz einfach daran, daß die Wirkungen auf schwangere und stillende Frauen noch unzureichend erforscht sind. Sicherheitshalber sollten werdende Mütter tatsächlich keine Kava-Produkte während der Schwangerschaft und während der Stillzeit einnehmen, da die Wirkung auf den Fötus und auf das neugeborene Kind noch viel zu unbekannt sind. Allerdings wird Kava Kava in der Südsee auf einigen Inseln zur Vorbereitung und zu Erleichterung der Geburt verabreicht.

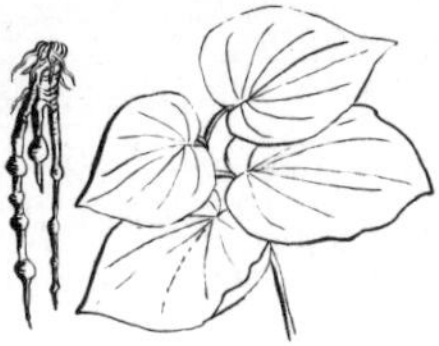

Rezepte

Eine der einfachsten Methoden, ein Kava-Getränk hierzulande zu genießen, ist die Verwendung von fertig präparierter, pulverisierter Kava Kava, die aus kleingehackter Kava-Wurzel produziert wird. Man kann das Pulver aber auch selber aus der handelsüblichen kleingehackten Kava-Wurzel herstellen. Ein Universalzerkleinerer, der in beinahe jeder Kücheneinrichtung zu finden ist, reicht aus, um kleinere Mengen groben Kava-Pulvers herzustellen. In Polynesien und vor allem auf Hawaii wird diese pulverisierte Form etwas abschätzig und augenzwinkernd »NesKava« genannt. Nach den Aussagen verschiedener Importeure ist dieses Pulver allerdings mit der frisch geernteten Wurzel beinahe vergleichbar. Problematisch bleibt derzeit nur, daß es nicht nachvollziehbar ist, welche Qualität dieses Kava-Pulver hat, aus welcher Region es kommt und welche Pflanzenteile verwendet wurden. Als Verbraucher kann man zur Zeit nur auf die Ehrlichkeit der Importeure und Hersteller hoffen. Der ideelle Unterschied zwischen dem Trinken frisch zubereiteter Kava Kava und dem eines Getränks aus der pulverisierten Wurzel ist sicherlich ähnlich wie der zwischen gemahlenem Kaffee und Nescafé. Hinsichtlich des gesellschaftlichen und rituellen Stellenwerts ist die Verwendung pulverisierter Kava-Wurzel sicherlich mit der des »echten« Kava-Getränks überhaupt nicht vergleichbar.

Grundrezept für einen Kaltwasserauszug aus geschnittener Kava-Wurzel
Ca. 2–3 Teelöffel frisch geschnittene Kava-Wurzel in einem auf Raumtemperatur angewärmten Glas Wasser gut verrühren und einweichen lassen. Nach ca. 30 Minuten die Wurzelstücke herausnehmen und noch einmal über dem Glas mit dem Wasser gut ausdrücken. Die so entstandenen Flüssigkeit bezeichnet man als Kaltwasserauszug.

Ein Kava-Getränk aus Pulver braut man am einfachsten nach folgendem Rezept:

Grundrezept für ein Kava-Getränk aus Wurzelpulver
(siehe auch die Abschnitte über: Probleme mit den Ausscheidungsvorgängen, Blasenentzündung)

Ca. 2–3 Teelöffel Kava-Pulver in einem auf Raumtemperatur angewärmten Glas Wasser gut verrühren, bis sich der Bodensatz gelöst hat, und einweichen lassen. Diese Mischung in ein Getränk nach Geschmack geben und nochmals gut umrühren.

In verschiedenen Rezepten wird beschrieben, daß man die Lösung 24 Stunden stehen lassen soll, oder aber, daß die Kava Kava am besten frisch getrunken werden soll. Die Meinung, die Kava Kava immer frisch zu genießen, überwiegt jedoch deutlich. Auch die »Kava-Profis« aus den polynesischen Kava-Coffee-Shops schwören auf frisch zubereitete Kava Kava. Vermutlich sind die häufig zu findenden uneinheitlichen Hinweise auf die Verschiedenheit der verwendeten Kava-Wurzeln zu begründen. Jedenfalls kann das aufgeführte »Rezept« als die Grundlage der Kava-Zubereitung für den Hausgebrauch angesehen werden.
Prinzipiell gilt immer: Um die maximale Wirkung von Kava Kava zu erzielen, muß der Grundstoff korrekt vorbereitet werden. Die aktiven Bestandteile in Kava Kava werden Kava-Pyrone genannt.

Diese Verbindungen sind nur teilweise in Wasser löslich und können durch starke Hitze zerstört werden. Deswegen wird man in den meisten Rezepten immer wieder den Hinweis finden: »nicht erhitzen«. Weil der Großteil der Kava-Lactone aus der Kava-Wurzel wasserunlöslich ist, muß man bei der Verwendung von geschnittener Kava-Wurzel etwas nachhelfen, um die Kava-Lactone in die wäßrige Lösung zu bringen. Im Gegensatz zur Verwendung von pulverisierter Kava Kava können aus der Kava-Wurzel die Kava-Lactone nicht durch die Zugabe von fetthaltigen Substanzen gewonnen werden. Die Lactone und Pyrone lassen sich nur unter Anwendung sanfter Gewalt aus der Kava-Wurzel lösen. Dazu muß die in kaltem Wasser eingeweichte Kava-Wurzel mittels einer Presse ausgedrückt werden. Für die Herstellung kleinerer Mengen zum Ausprobieren genügt eine handelsübliche Knoblauchpresse. Je trockener die ausgedrückten Wurzelreste sind, desto mehr Wirkstoffe können gelöst werden.

Wichtige Tips für die Zubereitung und den Genuß von Kava Kava

- Kava-Wurzel oder Kava-Pulver nie erhitzen! Bei starker Erwärmung werden die aktiven Inhaltsstoffe von Kava Kava zerstört beziehungsweise inaktiviert. Eine Temperatur unter 50° C gilt im allgemeinen als sicher.
- Kava-Getränke sollten wenn möglich immer frisch zubereitet werden – deshalb nicht auf Vorrat produzieren!
- Falls doch eine größere Menge für eine Party vorbereitet werden soll, muß die Lösung in einem abgedeckten Gefäß im Kühlschrank aufbewahrt werden. Rechtzeitig vor dem Verzehr auf Raumtemperatur anwärmen und gut umrühren!
- Die Kava-Lösung vor dem Genießen unbedingt nochmals gut umrühren! Die aktiven Kava-Bestandteile setzen sich am unteren Gefäßrand ab. Der Bodensatz entsteht auch bei einer scheinbar völlig klaren Flüssigkeit.
- Anfangs immer nur kleine Mengen trinken, um die Wirkung abzuschätzen.

Bei der Verwendung von pulverisierter Kava-Wurzel kann man dem wäßrigen Gemisch Milch oder Sahne zufügen, um noch mehr Kava-Pyrone zu lösen. Die Wirkstoffe werden deswegen besser gelöst, weil sie lipophil sind, das heißt, sie lassen sich gut in einem fetthaltigen Gemisch lösen, aber nur bedingt in Wasser.

- Das ungewohnte Taubheitsgefühl im Mund und Rachenraum ist vollkommen normal und verschwindet nach etwa 10 bis 20 Minuten wieder.
- Zum Ansetzen der Kava-Lösung am besten auf Raumtemperatur angewärmtes Wasser verwenden.
- Die Wirkung von Kava Kava ist stärker, wenn das Getränk schnell getrunken wird.

Christmas-Kava

Zutaten:

Wasser
2–3 TL Kava-Pulver
ca. 200 ml Glühwein (nach Geschmack;
am besten eignet sich Glühwein
mit einem starken Nelken-Aroma)
Zucker

Den Glühwein wie gewohnt erhitzen; auf keinen Fall kochen lassen! Topf von der Feuerstelle nehmen und abkühlen lassen. Das Kava-Pulver in Wasser auflösen. Wenn der Glühwein bis auf ca. 50° C abgekühlt ist, kann die Kava-Lösung dazugegeben werden. Gut umrühren. Zucker nach Geschmack dazugeben und nochmals gut verrühren. Falls das Getränk einige Minuten stehen sollte, immer wieder mal umrühren, bis sich der Bodensatz wieder gelöst hat.

Erkältungs-Kava

(siehe auch die Abschnitte über: Asthma, Bronchitis, Halsschmerzen, Zahnfleischentzündungen)

Ein Geheimtip für Erkältungsgeplagte mit Halsschmerzen in den trüben Monaten des Jahres! Hierbei wird das Taubheitsgefühl ausgenutzt, das man beim Kava-Genuß sofort verspürt. Eine örtliche Schmerzbekämpfung durch Kava Kava ist sicherlich wesentlich verträglicher und hat weniger Nebenwirkungen als die allseits bekannten Halsschmerztabletten, die in Apotheken zu erhalten sind.

Zutaten:

200 ml Wasser
1 Zitrone
Kamillentee oder Salbeitee
2–3 TL Kava-Pulver

Den Kamillen- oder Salbeitee wie gewohnt zubereiten. Am besten mit etwas weniger Wasser als üblich kochen. Gut abkühlen lassen. Das Kava-Pulver in Wasser auflösen. Wenn der Tee Zimmertemperatur erreicht hat, mit der Kava-Lösung vermischen. Den Saft der ausgepreßten Zitrone dazugeben. Nochmals gut verrühren. Die hergestellte Mischung wird dann gegurgelt. Die beinahe sofort einsetzende Linderung der Halsschmerzen hält gut 20 Minuten an; dann kann das Gurgeln wiederholt werden. Der Kamillentee wird als altbekannter Entzündungshemmer dazugemischt. Auch Salbeitee ist ein altes Hausmittel bei Entzündungen im Rachenbereich. Alternativ kann auch jede andere Teesorte, je nach Geschmack, verwendet werden.

Früchte-Kava

(siehe auch den Abschnitt über: Psychische Traumata)

Zutaten:

Wasser
2–3 TL Kava-Pulver
Fruchtsaft nach Geschmack
Zucker

Das Kava-Pulver im Wasser auflösen. Das Gemisch in ein Glas mit Fruchtsaft nach Geschmack geben. Sehr gut geeignet sind zum Beispiel Orangensaft oder Multivitaminsäfte. Je nach Geschmack eventuell noch Zucker dazugeben. Falls das Getränk einige Minuten stehen sollte, immer wieder umrühren, bis sich der Bodensatz wieder gelöst hat.

Kava-Bowle

Zutaten für ca. 10 Personen:

Eine große Tasse Wasser
6–8 EL Kava-Pulver
1 l Mineralwasser (stark sprudelnd)
Fruchtsaft nach Geschmack
Obst nach Geschmack
Zucker

Das Kava-Pulver mit Wasser auflösen. Die Mixtur mit dem Mineralwasser und dem Fruchtsaft vermischen. Mit Obststückchen (am besten zum Fruchtsaft passend) garnieren. Je nach Geschmack mit Zucker süßen. Die Kava-Bowle muß unbedingt immer wieder umgerührt werden, um ein Absetzen der Wirkstoffe auf dem Gefäßboden zu vermeiden.

Kava-Drink

(siehe auch die Abschnitte über: Bauchschmerzen, Klimakterium, Menstruationsbeschwerden, Rheuma)

Zutaten:

250 ml Wasser
Schwarzer Tee (Sorte nach Geschmack)
Zucker (ebenfalls nach Geschmack)
Zimt
1 TL Sahne
ca. 20 g Kava-Pulver

Die Hälfte des Wassers zum Kochen bringen und damit den Tee aufgießen. Den Tee mit Zucker und Zimt süßen. Mit der anderen Hälfte des Wassers das Kava-Pulver auflösen und gut verrühren. Den Tee gut abkühlen lassen – er darf nicht wärmer als 50° C sein. Diesen mit dem aufgelösten Kava-Pulver mischen. Falls das Getränk einige Minuten stehen sollte, immer wieder umrühren, bis sich der Bodensatz gelöst hat. Zum Servieren einen Teelöffel Sahne auf das Getränk geben.

Kava-Espresso

(siehe auch die Abschnitte über: Hexenschuß, Kopfschmerzen und Migräne, Menstruationsbeschwerden, Nervosität, Schlaflosigkeit)

Zutaten:

1/3 Tasse Wasser
2–3 TL Kava-Pulver
Zucker
1–2 TL Zitronensaft

Das Kava-Pulver mit dem Wasser auflösen und verrühren. In die Lösung 1–2 Teelöffel Zitronensaft geben. Zucker nach Geschmack einrühren. Ganz langsam trinken.

Kava-Kakao

(siehe auch die Abschnitte über: Bronchitis, Schlafstörungen)

Zutaten:

Ca. 100 ml Wasser
Ca. 200 ml Milch
Kaba oder Kakao
20 g Kava-Pulver

Verrühren Sie das Kava-Pulver mit dem Wasser, und warten Sie, bis es sich aufgelöst hat. Vermischen Sie nun die Milch mit dem Wasser, und geben Sie Kaba oder Kakao nach Geschmack bei. Wenn Sie einen richtigen Kakao zubereiten, müssen Sie warten, bis dieser ausreichend abgekühlt ist, bevor Sie ihn vermischen.

Kava-Shake

Zutaten:

2 Bananen
200 ml Milch
2–3 TL Kava-Pulver
Zucker
Wasser

Die Bananen mit der Milch in einen Mixer geben. Gut vermixen, bis eine cremige Konsistenz entsteht. Zucker nach Geschmack dazugeben. Das Kava-Pulver in Wasser auflösen. Die Lösung in den Bananen-Shake einrühren und nochmals gut durchmixen. Abschmecken und evtl. noch etwas Zucker nach Geschmack dazugeben. Wenn der Shake cremig ist, kann das Kava-Pulver nicht so schnell auf den Boden sinken. Bei einer flüssigeren Konsistenz muß auch hier ab und zu umgerührt werden.

Kava-Wurzelsud

(siehe auch die Abschnitte über: Probleme mit den Ausscheidungsvorgängen, Klimakterium, leichte Menstruationsbeschwerden, Nervosität)

Zutaten:

Ca. 50 g geschnittene Wurzel
100 ml Wasser
100 ml eines Getränks Ihrer Wahl

Nehmen Sie ca. 50 Gramm geschnittene Wurzel und zerkleinern diese nochmals, beispielsweise mit einer Kaffeemühle. Verrühren Sie das grobe Pulver mit dem Wasser, und warten Sie, bis sich der Wurzelsud gesetzt hat. Die Zubereitung mit der Wurzel ist zeitaufwendiger als mit Kava-Pulver, da das Gemisch mehrmals verrührt werden muß. Gießen Sie die Flüssigkeit durch ein Sieb, um die nichtlöslichen Wurzelreste zu entfernen. Vermischen Sie jetzt den Kava-Extrakt mit einem Getränk Ihrer Wahl. Achten Sie jedoch darauf, daß dieses Getränk nicht zu heiß ist.

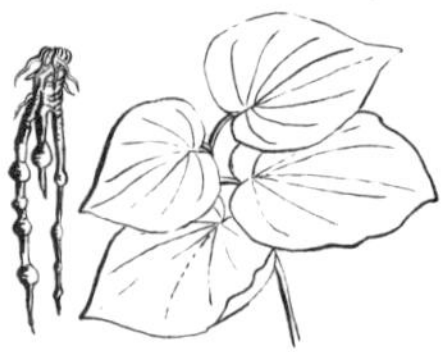

Verbraucherinformationen

Grundsätzlich muß zwischen Kava-Fertigarzneimitteln und der Kava-Wurzel in geschnittener oder pulverisierter Form unterschieden werden. Die Kava-Fertigarzneimittel unterliegen derzeit nicht der Rezeptpflicht und können daher in jeder Apotheke problemlos erstanden werden. Eigene Erfahrungen haben allerdings gezeigt, daß in vielen Apotheken und vor allem in Reformhäusern keine Kava-Produkte vorrätig waren. Das Verkaufspersonal konnte allerdings innerhalb von 24 Stunden das gewünschte Produkt bestellen. Das Wissen des Personals in Apotheken und Reformhäusern über Kava Kava war erstaunlich gut, wobei der Service meist zu wünschen ließ. So wurden keinerlei Angaben über die verschiedenen Wirkstoffanteile in den Präparaten gemacht, es wurden in keiner Apotheke Hinweise auf mögliche Wechselwirkungen mit Alkohol gegeben. Auffällig war außerdem, daß meist Präparate der großen Pharmakonzerne angeboten und auf Lager waren. Präparate von unbekannteren Herstellern, vor allem von denen, die sich auf pflanzliche Arzneimittel spezialisiert haben, wurden nur nach mehrmaliger Aufforderung beschafft. In einer Apotheke wurde sogar versucht, ein beinahe wirkungsloses Johanniskrautpräparat zu verkaufen. Dieses Mittel wurde zu allem Überfluß als etwas teurer aber viel wirkungsvoller bezeichnet. Johanniskraut und Kava Kava haben völlig verschiedene Wirkansätze und sind nur bedingt vergleichbar. Es ist also auch in Apotheken Vorsicht geboten. Wenn man aber gut informiert, und das sind Sie ja jetzt, Kava Kava einkauft, bekommt man auch die Produkte, die wirkungsvoll sind. Interessant ist sicher auch die Tatsache, daß Kava Kava in Medizinerkreisen keinen hohen Bekanntheitsgrad besitzt. Ärzten, die im Klinikbereich tätig sind, ist Kava Kava beinahe gänzlich unbekannt. Niedergelassene Allgemeinärzte sind wesentlich besser informiert. In Kräuterläden kann man geschnittene oder pulverisierte Kava-Wurzel kaufen. Diese Produkte sind für unsere Rezepte geeignet und kommen der traditionellen Verwendung am nächsten. Die Inhaltsstoffe sind natürlich nicht standardisiert. Deswegen wird die Wirkung der naturbelassenen Produkte auch immer wieder unterschiedlich ausfallen. Wesentlich alltagstauglicher sind deswegen die Fertigarzneimittel und Präparate aus Apotheken und Reformhäusern. Fertigarzneimittel gibt es als Tabletten, Kapseln oder in Tropfenform. Im Reformhaus werden meist Kava-Tabletten aus gepreßtem Kava-Pulver verkauft. Der Anteil der Kava-Pyrone ist hier oft auch nicht angegeben. Das meistverkaufte Kava-Präparat aus dem Reformhaus hat einen Pyron-Anteil von ca. 7,5 Milligramm pro Tablette. Sie müßten also mindestens zehn Tabletten schlucken, um die empfohlene minimale Dosis von Kava-Pyronen zu erreichen. Allergiker sollten bei diesen Produkten unbedingt darauf achten, daß die Zusatz- und Hilfsstoffe entweder auf der Packung oder im Beipackzettel angegeben sind. Hilfs- und Zusatzstoffe werden in der Pharmaindustrie beispielsweise dafür benötigt, um Tabletten in die richtige Form zu bringen oder die Aufnahme des Wirkstoffs im richtigen Moment und am richtigen Ort zu gewährleisten. Bei Produkten ohne eine solche Auflistung sollte sicherheitshalber vom Kauf abgesehen werden, denn ein nicht unmaßgeblicher Anteil von Nebenwirkungen wird unter anderem durch eben diese Zusatzstoffe ausgelöst. Das endgültige Kriterium zur Kaufentscheidung ist die Höhe des Wirkstoffanteils im Produkt. Eine angegebene Menge von mindestens 60-80 Milligramm Kava-Pyronen sollte es schon sein. Je höher diese Menge, desto hochwertiger und teurer ist natürlich das Präparat. Vorsicht ist bei Produkten geboten, die lediglich den Hinweis »aus Kava-Trockensubstanz« enthalten. Hier kann es gut möglich sein, daß

Ihnen ein absolut wirkungsloses Medikament verkauft werden soll, denn auch die Blätter und dünnen Stengel gehören ja zur Kava-Pflanze. Sie sind allerdings ohne psychoaktive Wirkung. Die Preise bewegen sich momentan in Apotheken für 20 Kapseln mit einem Pyrongehalt von je 60 Milligramm um 25 Mark. Im Reformhaus bekommt man ca. 80 Tabletten aus gepreßtem Kava-Pulver mit einem unbestimmten Anteil an Kava-Pyronen für ca. 15 Mark.
Wenden Sie Kava Kava bitte gut überlegt an, und erwarten Sie keine Wunder. Kava Kava kann Ihnen helfen, Ihre Ängste zu bewältigen, Kava Kava kann Ihnen auch helfen, Ihre Lebensqualität zu steigern. Wenn Sie jedoch bemerken, daß Sie in Ihrem Leben irgendwie nicht mehr zurecht kommen, scheuen Sie sich nicht, professionelle Hilfe bei einem Arzt Ihres Vertrauens oder einem Therapeuten anzunehmen. Vermeiden Sie unbedingt eine Selbstmedikation mit synthetischen Beruhigungsmitteln, Alkohol, Drogen oder ähnlichem.

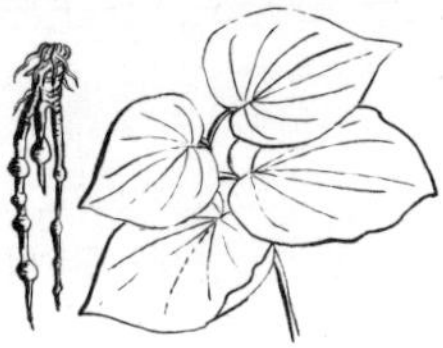

Anhang

Einige apothekenpflichtige Kava-Präparate

Präparat	*Menge u. Form*	*Pyrongehalt*
Kavarathiopharm®	30 Kps.	173–293 mg/Kps.
Kavasedon®	20 Kps.	100 mg/Kps.
Kavatinon®	20 Kps.	60 mg/Kps.
Cefakava® 150	20 Tbl.	35 mg/Tbl.
Sedalint Kava®	30 Tbl.	60 mg/Tbl.
SX Kava®	30 Kps	70 mg/Kps.
Kavosporal comp®	30 Drg.	125 mg/Drg.
Kavavon Ct®	20 Kps.	60 mg/Kps.
Kavasporal forte®	30 Tbl.	50 mg/Tbl.
Laitan 100®	30 Kps.	70 mg/Kps.
Limbao® 120	30 Kps.	120 mg/Kps.
Kavasedon Tropfen®	50 ml	25 mg/ml
Kavatinon Tropfen®	50 ml	25 mg/ml

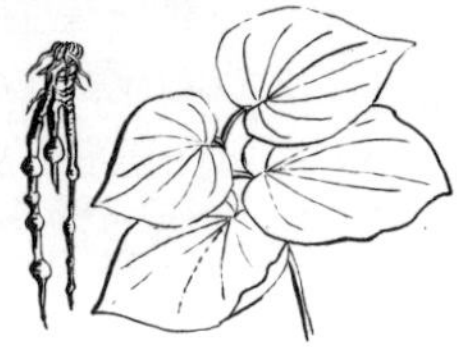

Register